李兴广　司银楚　主编

解剖学
速记歌诀

化学工业出版社
·北京·

本书是以国家级规划教材《正常人体解剖学》为蓝本，采用歌诀形式编著，概括了该门课程的内容精要，以注释形式囊括了教学大纲要求掌握的全部内容，言简意赅，便于理解记忆。本书执简驭繁，荟精萃要，朗朗上口，使人乐于习诵，便于记忆。读者只需熟读背诵数句简单上口的歌诀，便可以迅速掌握复杂的解剖学知识。本书可作为医学院校本专科学生的应试助学参考书，对于刚步入临床的初级医师也有很好的借鉴价值。

图书在版编目（CIP）数据

解剖学速记歌诀/李兴广，司银楚主编. —北京：
化学工业出版社，2015.11（2025.4 重印）
　ISBN 978-7-122-25146-6

　Ⅰ.①解…　Ⅱ.①李…②司…　Ⅲ.①人体解剖学-
基本知识　Ⅳ.①R322

中国版本图书馆 CIP 数据核字（2015）第 218080 号

责任编辑：李少华　　　　　　装帧设计：关　飞
责任校对：王素芹

出版发行　**化学工业出版社**
　　　　　（北京市东城区青年湖南街 13 号　邮政编码 100011）
印　　装　北京云浩印刷有限责任公司
710mm×1000mm　1/32　印张 7¾　字数 149 千字
2025 年 4 月北京第 1 版第 15 次印刷

购书咨询：010-64518888
售后服务：010-64518899
网　　址：http://www.cip.com.cn
凡购买本书，如有缺损质量问题，本社销售中心负责调换。

定　　价：**22.00 元**　　　　　　版权所有　违者必究

本书编写人员名单

主　编

李兴广　　司银楚

副主编

张　忠　崔　龙

编写人员

（按姓氏笔画排序）

万　凤　　田　沫　　司银楚

刘峻崎　　李兴广　　李光媛

张　忠　　张建平　　崔　龙

谢春娥

前　言

本书是以"普通高等教育国家级规划教材"《正常人体解剖学》为蓝本，采用七字或五字歌诀形式编著，概括了解剖学之精要。

正常人体解剖学是医学最基础的学科，医学生步入医学殿堂，学习的第一门医学课程就是解剖学，而且解剖学的知识将伴随医学生从事医疗工作一生。

解剖学新名词多，加上复杂的位置和形态结构，知识点多，而且零散。学习正常人体解剖学较难，也是医学院校师生的共同感受。

那如何解决解剖学难以学习记忆的问题？本书将解剖学的知识点编成歌诀，教给医学生，是一个很好的途径。作者在长期的教学过程中，已经积累了很多、很好的歌诀，在此基础上，参照《正常人体解剖学》国家规划教材的内容及教学大纲，编者增加和修改了大量的歌诀，汇编成册，以期辅助医学生的解剖学的学习。

本书执简驭繁，荟精萃要，朗朗上口，使人乐于习诵，便于记忆。适用于医学院校学生阅读，对临床工作者亦颇具参考价值。

由于编者知识和经验的不足，本书难免存在不足之处，请同行及读者多多批评指正。

编者
2015 年 12 月

目 录

第一章 绪论 / 1

第二章 运动系统 / 3

第三章　消化系统 / 54

第四章　呼吸系统 / 71

第五章　泌尿系统 / 78

第六章　生殖系统 / 84

第七章　循环系统 / 97

第八章　内分泌系统 / 127

第九章　感觉器 / 132

第十章　神经系统 / 147

附录　模拟试题 / 216

模拟试题答案 / 228

第一章 绪 论

导学

（1）掌握人体解剖学的研究范围和目的，人体解剖学姿势、方位术语和断面术语。

（2）了解人体的组成和解剖学的分科。

1. 人体解剖学姿势

身体立正向前看，手掌足尖也向前。

【解剖学姿势】身体直立，两眼向前平视，下肢靠拢，足尖朝前，双上肢自然下垂于躯干两侧，手掌朝前。

2. 人体切面术语

前后纵切矢状面，左右纵切冠状面，
冠状又称额状面，横切长轴水平面。

【矢状面】即从前后方向，将人体或器官纵切为左、右两部分的切面。从前后方向纵切，将人体分为完全相等的左、右两部分所产生的切面为正中矢状面。

【水平面】也称横切面，即与人体长轴成直角的切面，将人体分为上、下两部分。

【冠状面】也称额状面，即与矢状面垂直，从左右方向，将人体纵切为前、后两部分的切面（见图1-1）。

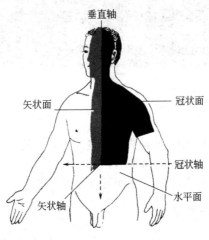

图 1-1　人体切面

复习思考题

(1) 人体解剖学姿势是怎么规定的？

(2) 人体的矢状面、水平面和冠状面是怎么规定的？

第二章 运动系统

第一节 概　述

运动组成三部分，骨与连结骨骼肌。

功能支架与轮廓，运动支持加保护。

【运动系统的组成和功能】运动系统由骨、骨连结和骨骼肌组成，构成人体的基本轮廓。对人体起着运动、支持和保护的作用。

第二节 骨　学

导学

（1）掌握骨的形态和构造；掌握人体各部位骨的名称、数目及位置；掌握椎骨、胸骨、肩胛骨、肱骨、桡骨、尺骨、髋骨及股骨、胫骨、腓骨的主要形态结构；颅底的结构及裂孔；鼻旁窦的名称、位置和开口。

（2）熟悉全身各部位主要的骨性标志。

1. 骨学总论

头颅躯干加四肢，总数二百零六块，

四肢一百二十六，躯干总数五十一，

脑面颅骨二十三，全身骨头基本齐，

还有六块听小骨，藏在中耳鼓室里。

【人体骨的分部和数目】骨在成人为 206 块。按其在身体的位置，可分为躯干骨、颅骨、上肢骨和下肢骨四部分。躯干骨 51 块，颅骨 29 块（包括听小骨 6 块），上肢骨 64 块，下肢骨 62 块（见图 2-1）。

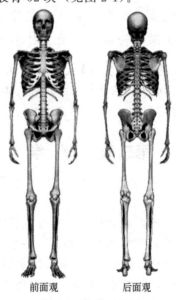

前面观　　　　后面观

图 2-1　骨骼正反面

2. 骨的形态

骨的形态分四类，长短扁骨不规骨，

长骨管状于四肢，短骨立方于腕跗，

扁骨板状于头胸，椎骨典型不规则。

【长骨】呈长管状，分布于四肢，运动中起杠杆作用。长骨具有一体和两端的特点。体又名骨干，骨质致密，骨干内有空腔为骨髓腔，内含骨髓。两端又名骺端，较膨大并具有光滑的关节面。

【短骨】一般呈立方形，位于承受重量又运动复杂的部位，如腕骨和跗骨。

【扁骨】呈板状，分布于头、胸等处，常构成骨性腔的壁，对腔内器官有保护作用。

【不规则骨】形态不规则，如椎骨。有些不规则骨，内有含气的腔，称为含气骨，如位于鼻腔周围的上颌骨等，发音时能起共鸣作用，并能减轻骨的重量。

3. 骨的构造

骨的构造分三部，骨质骨膜和骨髓，

骨质分为密松质，关节面上无骨膜。

骨髓又分红黄髓，红髓造血伴终生，

黄髓出现约六岁，骨髓腔内红变黄。

【骨质】是骨的主要成分，分为骨密质和骨松质两种。骨密质致密坚硬，抗压、抗扭曲力强，构成长骨干以及其他类型骨和长骨骺的外层。在颅盖骨，骨密质构成外板和内板。骨松质由许多片状和杆状的骨小梁交织成网，呈海绵状，分布于长骨骺及其他类型骨的内部。颅盖骨的骨松质在内、外板之间，称为板障。

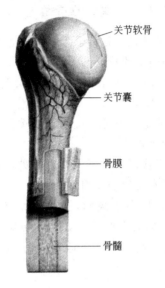

图 2-2　骨的构造

【骨膜】是由致密结缔组织构成的膜，包裹除关节面以外的整个骨面。骨膜内含有丰富的神经和血管，对骨的营养和再生有重要作用（见图 2-2）。

【骨髓】充填于长骨髓腔及骨松质腔隙内，分为红骨髓和黄骨髓。红骨髓有造血功能，黄骨髓含大量脂肪组织。胎儿及幼儿的骨内全是红骨髓，6 岁前后，长骨骨髓腔内的红骨髓逐渐转化为黄骨髓，红骨髓仍保留于各类型骨的松质内，继续造血。当大量失血和贫血时，黄骨髓又能转化为红骨髓，恢复造血功能（见图 2-2）。

4. 躯干骨

成人躯干五十一，椎骨二六胸骨一，

肋骨加上肋软骨，正好称肋十二对。

成人躯干骨共 51 块，由 24 块分离椎骨、1 块骶骨、1 块尾骨、12 对肋和 1 块胸骨组成。

5. 椎骨的数目

幼儿颈七胸十二，腰五骶五尾四五，

成年骶尾融合后，椎骨数目二十六。

在幼儿期，椎骨总数为 33～34 块，分为 7 块颈椎，12 块胸椎，5 块腰椎，5 块骶椎及 4～5 块尾椎。至成年，5 块骶椎愈合成 1 块骶骨，4～5 块尾椎愈合成 1 块尾骨，因此成年人椎骨总数一般为 26 块。

6. 椎骨的一般形态

椎骨形态不规则，前有椎体后椎弓，

椎体椎弓围椎孔，椎孔叠连成椎管，

椎弓前根后为板，七个突起连椎弓。

单一棘突易触及，成对横突关节突，

椎骨之间椎间孔，神经血管要通过。

【椎体】位于椎骨的前方中部，呈短圆柱状，是椎骨负重的主要部分。

【椎弓】是附在椎体后方的弓状骨板，它与椎体围成椎孔，所有椎孔叠连形成椎管，椎管内容纳脊髓和脊神经根等。椎弓与椎体相连的部分较细，称椎弓根，两侧椎弓根向后内扩展为较宽阔的骨板，称椎弓板。椎弓根上缘和下缘形成椎上切迹和椎下切迹，相邻椎骨的椎上、下切迹组成椎间孔，有脊神经和血管通过。

【椎突】每个椎弓伸出 7 个突起，即向两侧伸出一对横突，向上伸出一对上关节突，向下伸出一对下关节突，向后伸出单一的棘突。

7. 颈椎

> 颈椎七块椎体小，横突有孔护血管，
> 特殊颈椎有三块，一寰二枢七隆椎。

颈椎共有 7 块。其主要特征是在横突上有孔称为横孔，有椎动静脉通过，椎体小。第 1、2、7 三个颈椎为特殊颈椎。第 3～6 颈椎属一般颈椎，第 1 颈椎又称寰椎，由前弓、后弓及两个侧块构成。第 2 颈椎又称枢椎，其特点为自椎体向上伸出一指状突起，称为齿突。第 7 颈椎又称隆椎，棘突特别长，当头前屈时特别隆起，皮下易于摸及，是辨认椎骨数目和针灸取穴的标志。

8. 胸椎

> 胸椎数目十二块，上连颈椎下接腰，
> 椎体横突有肋凹，棘突叠瓦向下斜。

胸椎共 12 个，在椎体侧面和横突尖端的前面，都有与肋骨相关节的椎体肋凹和横突肋凹。胸椎棘突较长，伸向后下方，互相掩盖，呈叠瓦状。

9. 腰椎

腰椎椎体体积大，棘突板状直向后。

腰椎5块，由于承受体重压力较大，故椎体肥厚。棘突呈板状，直伸向后。在第2腰椎棘突下可取"命门穴"，第4腰椎棘突下为"腰阳关穴"。

10. 骶骨

骶骨倒置三角形，底的前缘骶骨岬，
骶骨两侧耳状面，骶骨中央有骶管，
骶管向下是裂孔，裂孔两侧有骶角，
骶骨后面正中嵴，两侧四对骶后孔。

骶骨略呈三角形，其底向上，尖向下，由5个骶椎融合而成。骶骨底向上，底的前缘向前突出，称为岬，为女性骨盆测量的重要标志。骶骨尖向前下，与尾骨相连接。骶骨的两侧有耳状面，与髂骨构成骶髂关节。骶骨中央有一纵贯全长的管道，称为骶管，向上与椎管连续，向下开口形成骶管裂孔。骶管裂孔两侧有向下突出的骶角。骶骨背侧面凸隆，正中线上有由棘突愈合形成的骶正中嵴，两侧有与骶管相通的4对骶后孔。

11. 胸骨

胸骨一块是扁骨，位居前胸形似剑，

柄体交界胸骨角，平对二肋是标志。

胸骨1块，位于胸前部正中，是典型的扁骨，由上而下可分为胸骨柄、胸骨体和剑突三部分。胸骨柄和胸骨体相接处形成突向前方的横行隆起，称为胸骨角，它平对第2肋软骨，为计数肋的重要标志。胸骨的下端为一形状不定的薄骨片，称为剑突。

12. 肋

肋分肋骨肋软骨，肋骨后端连胸椎，
软骨在前接胸骨，肋骨后端是肋头，
肋头外侧是肋颈，肋颈外侧肋结节，
内面下缘有肋沟，血管神经走此沟。

肋共12对，由肋骨和肋软骨构成。肋骨可分为体和前、后两端。后端膨大叫肋头，与胸椎体上的肋凹相关节。肋头后外方有肋结节，其上有关节面，与横突肋凹相关节。肋体分上、下两缘和内、外两面。内面下缘处一浅沟称肋沟，肋间血管和神经沿此沟走行。体的后侧急转处称肋角。肋骨前端接肋软骨，由透明软骨组成。

13. 锁骨

锁骨胸廓前上部，形似"S"分肩胸，
内粗衔接胸骨柄，外端扁平接肩峰。

锁骨位于胸廓前上部两侧，是重要的骨性标志。内侧2/3凸向前，外侧1/3凸向后，内侧端粗大为胸骨端，外侧端扁平为肩峰端。锁骨中、外 1/3 交界处较脆弱，易发生骨折。

14. 肩胛骨

> 肩胛外形三角扁，三缘三角两个面，
> 上缘喙突是标志，内缘稍薄外缘厚。
> 外角梨形关节盂，上角平二下平七，
> 前对肋骨有下窝，后面冈外有肩峰。

肩胛骨是三角形的扁骨，有 3 个缘、3 个角和 2 个面。上缘的外侧部有一弯曲的指状突起，称为喙突。上角和下角分别对向第 2 肋和第 7 肋。外侧角有梨形关节面，称为关节盂，与肱骨头相关节。肩胛骨前面为一大的浅窝，朝向肋骨，称肩胛下窝，后面被一横列的肩胛冈分成上方的冈上窝和下方的冈下窝。肩胛冈的外侧端扁平，向前外方伸展，高耸在关节盂上方称为肩峰。

15. 肱骨

> 肱骨上端肱骨头，大小结节头外前，
> 肱骨体外有粗隆，粗隆后下有浅沟，
> 沟内通过桡神经，下端内滑外小头。
> 内外上髁居两侧，内髁后下有浅沟，
> 浅沟内藏尺神经，肘部着地易损伤。

肱骨位于臂部，分为一体和两端。上端膨大，有半球形的肱骨头。肱骨头外侧和前方分别有大结节和小结节，其下方稍细的部分，称外科颈。体中部外侧有三角肌粗隆，后面中部有由内上斜向外下的桡神经沟。下端内侧部有肱骨滑车，外侧部有肱骨小头。滑车和小头的两侧各有一个突起，分别称为内上髁和外上髁。内上髁的后下方有一浅沟，称尺神经沟。

16. 桡骨

> 桡骨上端桡骨头，周缘环状关节面，
> 头体交界桡骨颈，颈下粗隆是止点，
> 下端内侧尺切迹，下端外侧是茎突。

桡骨位于前臂外侧部，分为一体和两端。上端有稍为膨大的桡骨头，头上面有关节凹与肱骨小头相关节；头的周缘有环状关节面与尺骨相关节。头下方缩细的部分叫桡骨颈，颈的内下方有桡骨粗隆。桡骨下端的内侧面有与尺骨头相关节的尺切迹，外侧有向下突出的桡骨茎突，为骨性标志。下面为腕关节面，与腕骨相关节。

17. 尺骨

> 尺骨上端有切迹，鹰嘴冠突上下居，
> 冠突外侧桡切迹，下端为头有茎突。

尺骨位于前臂的内侧部，分为一体两端。上端较为粗大，前面有滑车切迹，与肱骨滑车相关节。在切迹的上、下方各有一突起，分别称为鹰嘴和冠突。冠突外侧面的关节面为桡切迹，与桡骨头相关节。冠突前下方的粗糙隆起，叫尺骨粗隆。尺骨体呈三棱柱形。尺骨下端称为尺骨头。尺骨头的后内侧有向下的突起即尺骨茎突。

18. 腕骨

> 八块腕骨是短骨，远侧近侧排两列，
> 近列舟月三角豆，远列大小头状钩。

腕骨由 8 块小的短骨组成，排成两列，每列各有 4 块。由桡侧向尺侧，近侧列依次为手舟骨、月骨、三角骨和豌豆骨；远侧列依次为大多角骨、小多角骨、头状骨和钩骨。

19. 髋骨

> 髂耻坐骨融为髋，外侧髋臼是融点，
> 髋臼后上是髂骨，耻骨坐骨围闭孔。

髋骨是形状不规则的扁骨，髋骨的外侧面有一深窝，叫髋臼，与股骨头相关节。髋骨的前下份有一大孔，称闭孔。幼儿时期的髋骨，由后上方的髂骨、前下方的耻骨和后下方的坐骨组成。三骨互借软骨在髋臼处相连。

【髂骨】位于髋骨的后上部，分体和翼两部分。髂骨翼上缘称髂嵴，其前端为髂前上棘，其后端为髂后上棘。两侧髂嵴最高点连线约平对第 4 腰椎棘突。

【坐骨】位于髋骨后下部，分体和支两部。坐骨体下份后部肥厚粗糙，称坐骨结节。坐骨体后缘有坐骨棘，其上、下方分别有坐骨大、小切迹。

【耻骨】位于髋骨前下部，分体和上、下两支，上支的上缘锐薄，称耻骨梳，向前终于耻骨结节。耻骨上、下支移行部的内侧，有椭圆形的耻骨联合面。

20. 股骨

股骨上端股骨头，股骨头外股骨颈，
颈体交界有转子，臀肌粗隆延粗线，
下端膨大有侧髁，两髁之间髁间窝。

股骨位于大腿部，为人体最长的骨。分为一体和两端，上端有球形的股骨头，与髋臼相关节。头的外下侧较细的部分称股骨颈。颈、体交界处上外侧的隆起为大转子，下内侧隆起为小转子。下端形成两个膨大，称内侧髁和外侧髁。股骨体后面有纵行的骨嵴，称粗线，向上外延续为臀肌粗隆。

21. 胫骨

胫骨小腿负重骨，内外侧髁是上端，
颈体交界有粗隆，下端内踝摸得清。

胫骨位于小腿内侧部，是小腿主要负重的骨。上端膨大形成内侧髁和外侧髁，两髁上关节面之间的骨性隆起称髁间隆起。上端与体移行处的前面有胫骨粗隆。体为三棱柱形。下端内侧面隆起形成内踝，外侧面有三角形的腓切迹。

22. 腓骨

腓骨上端腓骨头，下端向外成外踝。

腓骨位于小腿的外侧，有一体和两端。腓骨为细长的长骨。上端略膨大，称腓骨头。头下方变细，称为腓骨颈。腓骨头前下方凹陷处为"阳陵泉穴"的位置。腓骨下端膨大为外踝，其内侧的关节面，与距骨形成关节。外踝可在体表摸到，比内踝稍低。

23. 跗骨

距上跟下舟在前，三块楔骨在骰外。

距骨滑车关节面，跟骨支撑在后下。

跗骨属于短骨，为7块，即距骨、跟骨、骰骨、足舟骨及3块楔骨（内侧楔骨、中间楔骨和外侧楔骨）。跟骨在后下方，其后端隆突为跟骨结节。距骨在跟骨的上方，跟骨的前方接骰骨，距骨前方接足舟骨，足舟骨的前方为3块楔骨。

24. 颅骨

颅骨二十三块整，脑面颅骨要分清，

脑颅八块围颅腔，面颅十五居前下。

颅骨总共23块，包括8块脑颅骨和15块面颅骨，颅骨围成颅腔容纳脑，面颅骨形成面部支架。

25. 脑颅骨

八块颅骨围颅腔，各骨之间借缝连，

成对颞骨和顶骨，额筛蝶枕各一块。

脑颅共有骨8块，包括额骨1块，顶骨2块，枕骨1块，颞骨2块，蝶骨1块，筛骨1块。8块脑颅骨围成颅腔，保护颅腔内的脑。

26. 面颅骨

> 上颌位居正当中，上方鼻骨各一对，
> 两侧颧骨及泪骨，后腭鼻甲各一对，
> 以下三块不成对，犁骨下颌与舌骨。

【数目与形态】面颅骨共15块，包括鼻骨、颧骨、泪骨、腭骨、上颌骨及上鼻甲各一对；犁骨、下颌骨、舌骨各一块。最大的是上颌骨和下颌骨，其余均较小。下颌骨分体和支。体呈弓状，下缘光滑，上缘生有下牙槽。外面前方正中部向前的隆起叫颏隆凸，对第三颗牙槽下方处有颏孔。下颌支末端分叉形成前方的冠突，后方的髁突，中间凹陷处叫下颌切迹。髁突上端膨大，叫下颌头，其下稍细，叫下颌颈。在支的内面中央有下颌孔，经下颌管通向颏孔。支与体的接合部叫作下颌角，角的外面有咬肌粗隆。

27. 颅盖

> 颅顶记住三条缝，冠状矢状人字缝。

颅盖可见额骨和顶骨连接的冠状缝，两面骨之间连接的矢状缝，两顶骨和枕骨之间的人字缝。

28. 颅底内面观

> 内观颅底三个窝，前窝中部有筛板，

中窝中央垂体窝，前方对视神经管，

两侧排列三个孔，圆孔卵圆和棘孔。

后窝枕骨寻大孔，孔前斜坡脑干位，

两侧舌下神经管，后边隆凸连窦沟。

颅底内面，承托脑，由前向后呈阶梯状排列着 3 个窝，分为称为颅前窝、颅中窝和颅后窝。

【颅前窝】中央低凹部分是筛骨的筛板，筛板上有筛孔通鼻腔。

【颅中窝】中央是蝶骨体，上面有垂体窝，窝方两侧有视神经管，视神经管外侧有眶上裂。蝶骨体两侧，从前向后依次有圆孔、卵圆孔和棘孔。

【颅后窝】颅后窝中央有枕骨大孔，枕骨大孔前方为斜坡，承托脑干。枕骨大孔前外侧有舌下神经管。孔的后上方有枕内隆凸，隆凸两侧有横窦沟、乙状窦沟，向下止于颈静脉孔。

29. 颅底外面观

前部主体是上颌，牙槽弓内见腭骨，

犁骨分割鼻后孔，颧弓根部下颌窝。

枕骨大孔邻枕髁，髁前舌下神经管，

动静脉孔乳突孔，枕外隆突亦可寻。

颅底外面前部有上颌骨的牙槽和硬腭的骨板，骨板后缘的上方有被犁骨分开的 2 个鼻后孔。后部正中有一大孔，称枕骨大孔，它的两侧有椭圆形隆起称枕髁。枕髁根部有舌下神经管的外口，两侧分别可见颈静脉孔、颈动脉管外口等结构。

30. 鼻旁窦

鼻旁窦口通鼻腔，蝶窦筛窦后小房，
蝶筛隐窝上鼻道，其余开口中鼻道，
莫忘最大上颌窦，开口较高引不畅。

鼻旁窦位于鼻腔周围，是 4 对与鼻腔相通的空腔。其中上颌窦在上颌骨体内，开口在中鼻道，窦的最低处比开口低。额窦在额骨内，开口于中鼻道。筛窦分三群通鼻腔，前中小房开口中鼻道，后小房开口在上鼻道。蝶窦位于蝶骨体内，开口于蝶筛隐窝。

31. 颅的侧面

颅的侧面外耳门，门后乳突前颧弓，
额顶颞蝶交翼点，内面脑膜动脉沟。

乳突的前方有外耳门，向内入外耳道，外耳门前方有颧弓，颧弓上方为颞窝，在颞窝与额、顶、颞、蝶四骨结合处，骨质薄弱，称为翼点，内有脑膜中动脉前支通过。

32. 新生儿颅的特征

新生儿颅有特点，头大脸小颊饱满，
额顶骨间有前囟，闭合约在一岁半。

新生儿由于脑和感觉器官发育早，故脑颅远大于面颅。额结节、顶结节和枕鳞都是骨化中心，发育明显，新生儿颅顶呈五角形。颅顶各骨尚未完全发育，骨与骨之间的间隙充满纤维组织膜，间隙的膜较大称为颅囟，主要有前囟和后囟。前囟在生后1～2岁闭合。

复习思考题

（1）写出人体各部位骨的名称和数量。

（2）描述椎骨、胸骨、肩胛骨、肱骨、桡骨、尺骨、髋骨、股骨、胫骨及腓骨的主要形态结构。

（3）鼻旁窦有几对？写出它们的名称及开口位置。

（4）人体有哪些主要的骨性标志？

第三节 关节学

导学

（1）掌握关节的主要结构、辅助结构及关节的运动；脊柱及胸廓的组成和形态特点；椎骨间的连结方式；肩关节、肘关节、髋关节、膝关节的组成、特点及运动。

（2）熟悉腕关节、踝关节、颞下颌关节的组成、特点及运动；骨盆的组成、分部和性别差异。

1. 直接连结

直接连结无间隙，三种方式少活动，

纤维软骨骨结合，多位颅骨躯干骨。

两骨间借纤维结缔组织或软骨相连，其间无间隙，不能活动或仅有轻微的活动。根据连结组织的不同，直接连结分为纤维连结、软骨连结和骨性结合三种。

【纤维连结】两骨之间借纤维结缔组织相连。如颅骨的缝连结、椎骨棘突间的韧带连结和前臂骨间膜等。

【软骨连结】两骨之间借软骨相连。软骨具有弹性和韧性，有缓冲震荡的作用，如椎体间的椎间盘和耻骨间的耻骨联合。

【骨性结合】纤维连结和软骨连结发生骨化，如各骶椎间骨性融合，坐骨、耻骨和髂骨之间的骨性结合。

2. 间接连结

间接连结称关节，主要结构面囊腔，
面光囊连腔负压，纤维滑膜两层囊，
辅助结构有特点，韧带软骨关节唇。

【关节的主要结构】

（1）关节面是两骨互相接触的光滑面，构成关节的骨面，通常形成凸面的关节头和凹面的关节窝。

（2）关节囊附着于关节面周缘及附近的骨面上，封闭关节腔，关节囊内层为滑膜层，可分泌滑液，润滑关节软骨面。外层为纤维层，厚而坚韧。

（3）关节腔是关节面和关节囊围成的密闭窄隙，呈负压，内有少量滑液。

【关节的辅助结构】

（1）韧带由致密结缔组织构成，位于关节周围或关节囊内，分别称为囊内韧带或囊外韧带。有增加关节稳固性和限制关节过度运动的作用。

（2）关节盘与关节半月板关节盘是位于两关节面之间的纤维软骨板，其周缘附着于关节囊，多呈圆形，中间稍薄，使两个关节面更为适合，增加了运动的形式和范围，并有缓和与减少外力冲击和震荡的作用。膝关节内的纤维软骨板呈半月形，称为关节半月板。

（3）关节唇为附着于关节窝周缘的纤维软骨环，有加深关节窝，并扩大关节面的作用，使关节更加稳固，如髋臼唇等。

3. 椎间盘

成人间盘二十三，居于相邻椎体间，
外环内核似圆盘，缓冲承压护脊柱。

椎间盘是连接相邻两个椎体间的纤维软骨，由中央的髓核和周边的纤维环构成。纤维环由多层同心圆排列的纤维软骨构成；髓核由富有弹性的胶状物构成。椎间盘坚韧而又有弹性，既牢固连结两个椎体，又可使两个椎体之间有少量的活动。

4. 椎骨间的韧带连结

椎骨连接韧带多，前纵后纵连椎体，
弓间韧带连椎弓，围成椎管黄韧带，

棘间棘上连棘突，项中线上项韧带。

【前纵韧带】位于椎体的前面，有防止脊柱过伸和椎间盘向前脱出的作用。

【后纵韧带】位于各椎体和椎间盘的后面（椎管前壁），它较前纵韧带狭窄，起自枢椎，终于骶管前壁。它有限制脊柱过分前屈和防止椎间盘向后脱出的作用。

【黄韧带】连结相邻两椎弓板，由弹性纤维构成。

【项韧带】位于项中线呈矢状位的板状韧带。向上连于枕外隆突，向下延续为棘上韧带。

5. 脊柱

椎骨相连成脊柱，侧面明显四个弯，
胸骶二曲凸向后，颈腰二曲凸向前。

【脊柱的组成】脊柱由 24 块分离椎骨、1 块骶骨和 1 块尾骨，借椎间盘、韧带和关节紧密连结而成。位于躯干背面正中，形成躯干的中轴，上承颅骨，下接髋骨，中附肋骨，参与构成胸腔、腹腔和骨盆腔的后壁。脊柱中央有椎管，容纳脊髓及其被膜和脊神经根等。

【脊柱的整体观】成人脊柱长约 70cm。从后面观察脊柱颈部棘突短，近水平位。胸部棘突向后下方倾斜，呈叠瓦状。腰部棘突又呈水平位。从侧面观察脊柱，有 4 个生理弯曲，即：颈曲、胸曲、腰曲及骶曲。颈曲和腰曲向前凸出，而胸曲和骶曲向后凸出。

【脊柱的功能】脊柱除有支持体重、保护脊髓的作用外，还有运动的功能。

6. 胸廓

> 1块胸骨12对肋，后接胸椎成胸廓，
> 圆锥形态上下口，上小下大助呼吸。

【胸廓的组成】胸廓由12个胸椎、1块胸骨和12对肋借关节和韧带连结而成。12对肋头的关节面与12个胸椎的椎体肋凹构成肋头关节；肋结节的关节面与胸椎横突肋凹构成肋横突关节。12对肋的前端均为肋软骨。第1对肋软骨与胸骨柄直接连结；第2～7对肋软骨与胸骨侧缘相应的切迹形成胸肋关节；第8～10对肋软骨不直接连于胸骨，而是依次连于上一个肋软骨，形成一对肋弓。第11、12对肋软骨前端游离于腹壁肌中，又称浮肋。

【胸廓的形态】成人胸廓近似圆锥形，其横径长，前后径短，上部狭窄，下部宽阔。胸廓有上、下两口，胸廓上口由第1胸椎、第1对肋及胸骨柄上缘所围成，胸廓下口宽阔而不整齐，由第12胸椎、第11、12对肋及两肋弓和剑突共同围成，被膈封闭。

【胸廓的功能】保护和支持着胸廓内的重要脏器。通过胸廓的运动，完成胸式呼吸运动。

7. 上肢带骨的连结

> 上带连接两关节，胸锁关节连躯干，
> 关节内有关节盘，肩锁关节成高点。

【胸锁关节】是上肢和躯干的唯一关节，由锁骨胸骨端与胸骨柄相应的切迹及第 1 肋软骨的上面共同构成。关节囊坚韧，周围有韧带加强。关节内有由纤维软骨构成的关节盘，将关节腔分隔为内下和外上两部分。该关节可在垂直轴上做前、后运动，在矢状轴上做上、下运动，在冠状轴上做旋转运动，还可做环转运动。

【肩锁关节】由肩胛骨肩峰和锁骨肩峰端关节面构成的微动关节。

8. 肩关节

> 肱骨头大盂浅小，盂唇加深关节窝，
> 关节囊壁松而薄，囊内通过长头腱，
> 喙肩韧带在上方，脱位最易向下前。

【组成】肩胛骨关节盂和肱骨头构成。

【特点】肱骨头大，关节盂小而浅，周缘有纤维软骨构成的盂唇（关节唇）加深，但它们只与 1/4～1/3 的肱骨头关节面相接触。因此肩关节可做较大幅度的运动。关节囊薄而松弛，囊内有肱二头肌长头腱通过，经结节间沟出现于关节囊外。囊的上部、后部和前部都有肌和肌腱跨越，并且这些肌腱的腱纤维和关节囊的纤维层紧密交织，从而加强了关节囊。关节囊的前下部缺乏肌和肌腱加强而较薄弱。关节囊的上方有喙肩韧带架在肩峰与喙突之间，从上方保护肩关节和防止其向上脱位。

【运动】肩关节为人体运动最灵活的关节。它可绕额状轴做屈和伸运动，绕矢状轴做外展和内收运动，绕垂直轴做旋内和旋外运动，亦可做环转运动。

9. 肘关节

> 肱桡肱尺桡尺近，三个关节一个囊，
> 前后松弛两侧固，只因两侧副韧带，
> 加上桡骨环韧带，屈伸运动最灵活。

【组成】包括肱尺关节（由肱骨滑车与尺骨滑车切迹构成）、肱桡关节（由肱骨小头和桡骨头关节凹构成）、桡尺近侧关节（由桡骨头环状关节面和尺骨的桡切迹构成）。

【特点】上述 3 个关节包在一个共同的关节囊内，关节腔相互通连。关节囊的前、后壁薄而松弛，两侧则有桡侧副韧带和尺侧副韧带增强。关节囊纤维层的环行纤维，于桡骨头处较发达，形成一个坚韧的桡骨环状韧带，包绕桡骨头的环状关节面。屈肘时，肱骨内上髁、外上髁和鹰嘴呈等腰三角形，称肘后三角，伸肘时三者呈直线。

【运动】肘关节可做屈、伸运动。

10. 桡腕关节

> 桡骨尺下关节盘，腕骨近列三块骨，
> 椭圆关节囊松弛，屈伸收展还有环。

【组成】由桡骨下端的腕关节面与尺骨下端的关节盘组成关节窝，与手舟骨、月骨、三角骨的近侧面组成的关节头共同构成。

【特点】在尺骨下端下方有一关节盘，位于桡骨的尺切迹下端和尺骨茎突之间。

【运动】可做屈、伸、收、展和环转运动。

11. 下肢带骨的连结

> 骶髂关节两韧带，连接髋骨骶尾骨，
> 形成骨盆分大小，更有男女性别差，
> 女宽圆桶下口大，男窄漏斗下口小。

【骶髂关节】由骶髂两骨的耳状关节面构成。关节囊紧张，并有坚强的韧带进一步加强其稳固性，运动范围极小，主要是支持体重和缓冲从下肢或骨盆传来的冲击和震动。

【骶结节韧带】从骶、尾骨的外侧缘连至坐骨结节。

【骶棘韧带】从骶、尾骨的外侧缘开始，集中附着于坐骨棘。

上述两个韧带与坐骨大、小切迹分别围成坐骨大孔和坐骨小孔。

【髋骨间的连结】即耻骨联合，由两侧耻骨的耻骨联合面，借纤维软骨性的耻骨间盆相连而成。耻骨间盘中有纵长裂隙，在女性此软骨较宽而短。

【骨盆】

（1）骨盆的组成和分部　骨盆由骶骨、尾骨及左、右髋骨借关节和韧带连结而成。骨盆由骶骨岬至耻骨联合上缘的两侧连线为分界线，可分为上方的大骨盆和下方的小骨盆。小骨盆有上、下两口，骨盆上口由上述的分界线围成，骨盆下口由尾骨、骶结节韧带、坐骨结节和耻骨弓围成。

（2）骨盆的性差　男性骨盆外形窄而长，骨盆上口较小，近似桃形，骨盆腔的形态似漏斗状，耻骨弓的角度小于90度。女性骨盆外形宽而短，骨盆上口较大，近似圆形，骨盆腔的形态呈圆桶状，耻骨弓的角度大于90度。

12. 髋关节

> 头大窝深髋关节，髋臼周缘有白唇，
> 臼内相连头韧带，囊厚紧张而坚韧，
> 颈后外侧囊不包，外侧韧带相连紧。

【组成】由股骨头与髋臼构成髋关节。

【特点】股骨头大，髋臼深。髋臼周缘由纤维软骨构成的髋臼唇，以增加髋臼的深度，可容纳股骨头的2/3面积，增加关节的稳固性；关节囊紧张而坚韧，股骨颈前面全部在囊内，但股骨颈后面的外1/3在囊外。关节囊外有髂股韧带、坐骨韧带、耻骨韧带加强。关节囊的后下壁较薄弱，髋关节脱位时，股骨头容易从后下方脱位。关节囊内有股骨头韧带，连于关节窝与股骨头之间，韧带中含有滋养股骨头的血管。

【运动】髋关节的运动与肩关节类似，在冠状轴上可做屈和伸运动；在矢状轴上做内收和外展运动；在垂直轴上做旋内和旋外运动。此外，还可做环转运动。

13. 膝关节

> 股下胫上髌居前，全身最大最复杂，
> 胫侧腓侧副韧带，还有前面髌韧带。

囊内两块半月板，内 C 外 O 护关节，

前后韧带相交叉，防止屈伸过运动。

【组成】由股骨内、外侧髁和胫骨内、外侧髁以及前方的髌骨共同构成。

【特点】关节囊广阔松弛，各部厚薄不一。关节囊周围有韧带加强，前方有髌韧带，囊的两侧亦有韧带加强，外侧为腓侧副韧带，内侧为胫侧副韧带。关节腔内有连接股骨和胫骨的前交叉韧带和后交叉韧带。前交叉韧带位于外侧防止胫骨前移；后交叉韧带位于内侧，防止胫骨后移。在股骨与胫骨相对的内外侧髁之间有纤维软骨性的内侧半月板和外侧半月板，板的周围较厚，愈向中心愈薄，呈半月状，内侧半月板较大，呈"C"形，外侧半月板较小，近似"O"形。

【运动】做屈、伸运动，在屈膝状态下，在垂直轴上又可做轻度的旋内和旋外运动。

14. 距小腿关节

胫腓下端距滑车，背屈跖屈微微侧，

内侧韧带名三角，外侧韧带易扭伤。

【组成】由胫腓骨下端的踝关节面与距骨滑车构成。

【特点】关节囊前、后壁薄而松弛，内侧有内侧韧带（又称三角韧带）加强，该韧带自内踝开始，呈扇形向下展开，附着于足舟骨、距骨和跟骨，此韧带较坚韧。在外侧有三条独立的韧带，即前面的距腓前韧带，后面的距腓后韧带和外侧的距腓后韧带。距骨滑车呈前宽后窄状，当

背屈时，滑车前宽部被内、外踝夹紧，比较稳固，当跖屈时，滑车后窄部进入关节窝内，故可有轻微的侧方（收、展）运动，此时距小腿关节松动而稳定性较差，易受扭伤，其中以内翻扭伤较多见（即外侧的韧带损伤）。

【运动】在冠状轴上可做背屈和跖屈运动。

15. 颞下颌关节

> 下颌窝与下颌头，组成关节有节盘，
> 另有结节包囊内，关节复位有特点。

【组成】由下颌骨的下颌头与颞骨的下颌窝和关节结节构成。

【特点】关节囊松弛，囊外有外侧韧带加强。囊内有关节盘，其周缘与关节囊相连，将关节腔分为上、下两部分。

【运动】颞下颌关节属于联合关节，两侧必须同时运动。此关节能做下颌骨上提、下降、前进、后退以及侧方运动。若张口过大、过猛、关节囊又松弛，下颌头和关节盘滑到关节结节前方不能后退回关节窝，形成颞下颌关节脱位。复位时需注意此特点。

复习思考题

（1）写出脊柱和胸廓的组成及其形态特点。

（2）肩关节的组成如何？结构上有何重要特点？可做何运动？

（3）肘关节包括哪些关节？各关节的关节面是如何对

应的？

（4）髋关节、膝关节的组成和特点如何？可做何运动？

第四节　肌　学

导学

（1）掌握骨骼肌的形态及构造；肌的辅助装置筋膜的位置、分层及特点；膈肌的位置、形态及膈上裂孔的名称；胸锁乳突肌、三角肌、肱二头肌、肱三头肌、臀大肌、股四头肌、小腿三头肌的位置、起止点与作用。

（2）熟悉斜方肌、背阔肌与竖脊肌的位置、形态、起止点和作用；头颈肌、上肢肌、下肢肌的分群及功能。主要面肌的组成、配布特点和作用。全身各部的肌性标志。

1. 肌学总论

> 全身肌肉有三种，心肌骨骼平滑肌，
> 收缩随意骨骼肌，镜下观察有横纹，
> 收缩缓慢平滑肌，另有心肌不随意。

肌根据构造不同可分为平滑肌、心肌和骨骼肌。骨骼肌收缩迅速有力，镜下观察有横纹，且受意识支配，称为随意肌。平滑肌参与构成内脏和血管的管壁，心肌构成心壁，二者属于不随意肌。

2. 肌的形态和构造

长短阔肌轮匝肌，肌腹肌腱来构成。

【肌的形态】根据肌的外形大致可分为长肌、短肌、阔肌和轮匝肌 4 种（见图 2-3）。

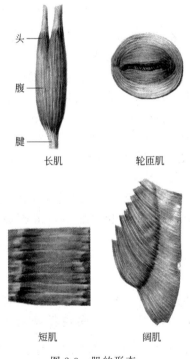

图 2-3　肌的形态

【肌的构造】每块骨骼肌包括肌腹和肌腱两部分。肌腹由肌纤维构成，色红，有收缩能力。肌腱由腱纤维构成，色白、坚韧而无收缩能力，多位于肌腹的两端。阔肌的腱性部分成薄膜状，称腱膜。

3. 肌的辅助装置

> 筋膜腱鞘滑膜囊，保护辅助肌活动。
> 筋膜又分深浅层，浅层疏松深致密。

肌的辅助装置包括筋膜、滑膜囊和腱鞘，具有保持肌的位置，减少摩擦和保护的作用。

【筋膜】分为浅筋膜和深筋膜。浅筋膜位于真皮之下，由疏松结缔组织构成，深筋膜由致密结缔组织构成，位于浅筋膜的深面，包被在肌的表面，随肌的分层而分层，在四肢可附着于骨，构成肌间隔等。

【滑膜囊】为封闭的结缔组织小囊，位于腱与骨面接触处。

【腱鞘】是包于肌腱外面的鞘管，位于肌腱活动度较大的部位。分为纤维层和滑膜层，滑膜层又称为腱滑膜鞘。

4. 斜方肌

> 背部浅上斜方肌，枕凸项外胸棘突，
> 止于锁外冈肩峰，向内提降肩胛骨。

斜方肌位于项部及背上部浅层。起于枕外隆凸、项韧带和全部胸椎的棘突。止于锁骨外侧 1/3 部分、肩峰和肩胛冈。全肌收缩使肩胛骨向脊柱靠拢，上部肌束可上提肩胛骨，下部肌束可使肩胛骨下降（见图 2-4）。

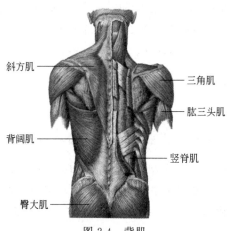

斜方肌

三角肌

肱三头肌

背阔肌

竖脊肌

臀大肌

图 2-4　背肌

5. 背阔肌

> 背浅后下背阔肌，起于下六胸腰棘，
>
> 止于肱骨小结节，内收内旋臂后伸。

背阔肌位于背下部和胸侧部，以腱膜起于下 6 个胸椎的棘突、全部腰椎的棘突、骶正中嵴和髂嵴后部。止于肱骨小结节嵴。使肱骨内收、旋内和后伸；当上肢上举被固定，可上提躯干（见图 2-4）。

6. 竖脊肌

> 背肌深层竖脊肌，起自骶背和髂嵴，
>
> 止于肋椎乳突区，后伸脊柱和仰头。

竖脊肌位于骶骨背面和髂嵴后部，向上分出三群肌束，从外侧向内侧由髂肋肌、最长肌及棘肌三列肌束组成。沿途止于椎骨和肋骨，向上可到达颞骨。使脊柱后伸和仰头，是强有力的伸肌（见图 2-4）。

7. 胸大肌

起于锁内胸骨肋，止于肱骨大结节，

上肢固定提躯干，内收内旋肩关节。

胸大肌起于锁骨内侧半、胸骨和第 1～6 肋软骨等处，各部肌束向外上方集中，止于肱骨大结节嵴，可使肩关节内收、旋内和前屈，当上肢固定时，可上提躯干（见图 2-5）。

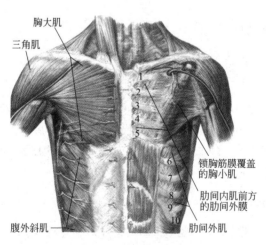

胸大肌
三角肌
1
2
3
4
5
6
7
8
9
10
锁胸筋膜覆盖的胸小肌
肋间内肌前方的肋间外膜
肋间外肌
腹外斜肌

图 2-5　胸肌

8. 肋间外肌和肋间内肌

肋间外肌助吸气，肋间内肌助呼气。

肋间外肌位于各肋间隙的浅层，起于肋骨下缘，止于下肋骨上缘，提肋助吸气。肋间内肌位于肋间外肌深面，肌束方向与肋间外肌相反，能降肋助呼气（见图 2-5，表 2-1）。

表 2-1　主要背肌和胸肌的起止与作用

肌肉名称	起点	止点	作用
斜方肌	上项线、枕外隆突、项韧带、第 7 颈椎和全部胸椎的棘突	锁骨外侧 1/3 部分、肩峰和肩胛冈	使肩胛骨向脊柱靠拢，上部肌束上提肩胛骨，下部肌束使肩胛骨下降。肩胛骨固定，一侧肌收缩使颈向同侧屈、脸转向对侧，两侧同时收缩可使头后仰
背阔肌	以腱膜起于下 6 个胸椎的棘突、全部腰椎的棘突、骶正中嵴和髂嵴后部	肱骨小结节嵴	使肱骨内收、旋内和后伸，上肢上举
竖脊肌	骶骨背面和髂嵴后部	向上分出三群肌束，沿途止于椎骨和肋骨，向上可到达颞骨	使脊柱后伸和仰头，一侧收缩使脊
胸大肌	锁骨内侧半、胸骨和第 1～6 肋软骨等处	肱骨大结节嵴	使肩关节内收、旋内和前屈；上肢固定，可上提躯干

肌肉名称	起点	止点	作用
肋间外肌	肋间隙浅层，肋骨下缘	下位肋骨上缘	提肋助吸气
肋间内肌	肋间外肌深面，肋骨上缘	上位肋骨下缘	降肋助呼气

9. 膈

> 外周肌性中心腱，形似穹隆三裂孔，
>
> 通过食管主动脉，下腔静脉孔无裂。

膈位于胸腹腔之间，封闭胸廓下口。呈穹窿状，肌纤维位于穹窿四周，中央形成腱膜，称为中心腱。膈肌上有三个裂孔：主动脉裂孔、食管裂孔、腔静脉孔。主动脉裂孔有主动脉及胸导管通过，食管裂孔有食管和左右迷走神

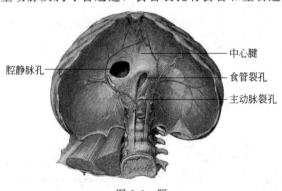

腔静脉孔 —

— 中心腱

— 食管裂孔

— 主动脉裂孔

图 2-6　膈

经通过，腔静脉孔有下腔静脉通过（见图2-6，表2-2）。

表2-2 膈的位置、形态、作用、三个裂孔的
位置及通过的主要结构

位置	形态	作用	三个裂孔			
胸腹腔之间	穹窿形	收缩时穹窿下降助吸气，松弛时穹窿上升助呼气，与腹肌同时收缩可增加腹压	名称	主动脉裂孔	食管裂孔	腔静脉孔
			位置	位于第12胸椎前方	约在第10胸椎水平	约在第8胸椎水平

10. 腹前外侧群肌

中线两侧腹直肌，只有一层但裹鞘，
腹直两侧有三层，腹外腹内腹横肌。

腹前外侧群肌包括腹直肌、腹外斜肌、腹内斜肌和腹横肌。腹直肌位于腹前壁正中线两旁，被包于腹直肌鞘内。有3～4个横行的腱划介于肌腹之间，腱划由致密结缔组织构成，与腹直肌鞘前壁紧密相连。腹直肌鞘两侧为三层腹肌，其中腹外斜肌位于前外侧壁浅层，腹内斜肌位于腹外斜肌深面，腹横肌又位于腹内斜肌深面。腹前外侧群肌共同保护和支持腹腔脏器（见图2-7）。

11. 腹直肌鞘

腹直肌鞘前后层，腹壁三肌腱形成，
前层腹外和腹内，后层腹内和腹横。

腹直肌鞘由腹外侧壁三个扁肌的腱膜构成，分前、后两层，前层由腹外斜肌腱膜与腹内斜肌腱膜的前层愈合而

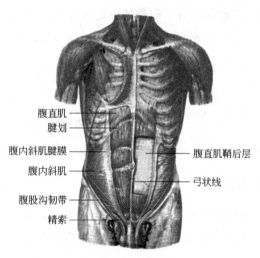

腹直肌
腱划
腹内斜肌腱膜
腹内斜肌
腹股沟韧带
精索

腹直肌鞘后层
弓状线

图 2-7　腹肌

成；后层由腹内斜肌腱膜的后层与腹横肌腱膜愈合而成。
在脐下 4～5cm 处三块扁肌的腱膜全部转到腹直肌的前面
构成腹直肌鞘的前层，使后层缺如，中断处形成弓状线，
弓状线以下，腹直肌后面与腹横筋膜相贴（见图 2-7）。

12. 腹股沟管

　　腹股沟管是裂隙，男通精索女韧带，

　　内外二口浅深环，腹股沟管内侧半。

　　腹股沟管为男性精索或女性子宫圆韧带通过的一条裂
隙，位于腹前外侧壁下部，由外上斜向内下方，在腹股沟
韧带内侧半的上方，长约 4.5cm，管的内口称腹股沟管深

环，在腹股沟韧带中点上方 1～5cm 为管的外口，即腹股沟管浅环（见图 2-7）。

13. 头肌

> 头肌分为两大类，表达感情与咀嚼。
> 额枕轮匝与颊肌，也称面肌表情肌，
> 咬肌颞肌咀嚼肌，运动下颌助咀嚼。

【面肌】面肌又称表情肌，为扁薄的皮肌，起于颅骨的不同部位，止于面部的皮肤。面肌多围绕孔裂的周围，有开大或缩小孔裂的作用，并能牵动面部皮肤表达感情。主要的面肌包括颅顶的枕额肌，孔裂周围的眼轮匝肌、口轮匝肌和面颊部深层的颊肌。

【咀嚼肌】咀嚼肌配布在下颌关节周围，与咀嚼动作有关，主要包括咬肌和颞肌，可上提下颌骨，使上、下颌咬合（见图 2-8）。

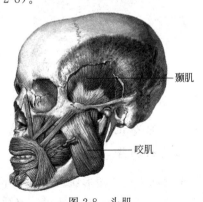

颞肌

咬肌

图 2-8　头肌

14. 胸锁乳突肌

颈浅胸锁乳突肌,起点止点来命名,
一侧收缩屈头颈,双侧收缩头后仰。

胸锁乳突肌起于胸骨柄和锁骨内侧端,止于颞骨乳突。一侧收缩使头向同侧侧屈,两侧收缩使头向后仰(见图 2-9)。

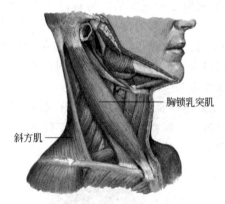

斜方肌————

————胸锁乳突肌

图 2-9　颈肌

15. 三角肌

三角起点容易记,锁骨外端冈肩峰,
止点三角肌粗隆,外展屈伸肩关节。

三角肌位于肩部,呈三角形肌。从前、外、后三个方向包裹肩关节。肌纤维起于锁骨外侧段、肩胛骨的肩峰和肩胛冈，止于肱骨的三角肌粗隆。主要作用使肩关节外展，前部肌束可使肩关节前屈旋内，后部可使肩关节后伸旋外。

16. 肱二头肌

> 肱二头肌位臂前，长头起点盂上方，
> 穿过肩囊结节间，短头起点是喙突，
> 二头合并止粗隆，屈肘屈肩分主次。

肱二头肌位于臂的前面，有长、短二头，长头起自肩胛骨关节盂上方，经肩关节上方穿过结节间沟。短头起自肩胛骨喙突。长短二头汇合成肌腹，止于桡骨粗隆。主要作用为屈肘关节，长头协助屈肩关节。

17. 肱三头肌

> 肱三头肌三个头，内外侧头与长头，
> 长头起于盂下方，内外侧头神经沟，
> 臂的后面起作用，伸肘伸肩分主次。

肱三头肌位于臂的后面，有 3 个起始头，即长头、内侧头和外侧头。长头起自肩胛骨盂下结节，外侧头起自桡神经沟上方的骨面，内侧头起自桡神经沟下方的骨面三个头合成一个肌腹止于尺骨鹰嘴。作用为伸肘关节。上肢肌的起止与作用见表 2-3。

18. 前臂前群肌

> 前臂前群分深浅，肱桡掌长二屈腕，
> 指浅指深拇长屈，旋前方圆共九块。

表 2-3　上肢肌的起止与作用

肌肉名称	起点	止点	作用
三角肌	锁骨外侧段、肩峰和肩胛冈	肱骨三角肌粗隆	外展肩关节,前部肌束使肩关节前屈旋内,后部肌束使肩关节后伸和旋外
肱二头肌	长头起自肩胛骨盂上结节,短头起自肩胛骨喙突	桡骨粗隆	屈肘、屈肩,当前臂在旋前位时,使前臂旋后
肱三头肌	长头起自肩胛骨关节盂,外侧头和内侧头分别起自肱骨桡神经沟的外上方和内下方	尺骨鹰嘴	伸肘,长头使肩关节后伸和内收

前臂前群主要有 9 块肌,分为浅层肌和深层肌。浅层肌有 6 块,由桡侧向尺侧依次为肱桡肌、旋前圆肌、桡侧腕屈肌、掌长肌、指浅屈肌和尺侧腕屈肌。深层有 3 块肌,桡侧有拇长屈肌,尺侧有指深屈肌,桡尺骨远端的前面有旋前方肌。

19. 前臂后群肌

桡侧腕伸有长短,尺侧腕伸肘旋后,

指伸食伸小指伸,拇长短伸拇长展。

前臂后群主要有 11 块肌,分为浅层肌和深层肌。浅层肌有 6 块,由桡侧向尺侧依次为桡侧腕长伸肌、桡侧腕短伸肌、肘肌、指伸肌、小指伸肌和尺侧腕伸肌。深层有 5 块肌,由桡侧向尺侧依次为旋后肌、拇长展肌、拇短伸肌、拇长伸肌和食指伸肌。

20. 手肌

> 居于掌侧固有肌，外侧鱼际内小鱼，
> 掌三背四掌骨间，四条细小蚓状肌。

手肌主要在手掌面，可分为外侧、中间和内侧三群。外侧群在拇指构成一隆起，称鱼际。内侧群在小指侧构成较小的隆起，称小鱼际。大小鱼际中间共 11 块肌，浅层有 4 块蚓状肌，深层在掌骨之间，共有 7 块骨间肌，其中 3 块骨间掌侧肌，4 块骨间背侧肌。

21. 髂腰肌

> 扇形髂肌髂窝连，腰大肌起腰侧面，
> 两肌止点小转子，作用屈髋髋旋外。

髂腰肌由髂肌和腰大肌组成。髂肌起于髂窝，腰大肌起于腰椎侧面和横突，两肌向下互相结合，止于股骨小转子。其作用使髋关节前屈和旋外。

22. 臀大肌

> 臀部后方臀大肌，肌内注射是首选。
> 作用伸髋髋外旋，下肢固定伸躯干。

臀大肌位于臀部皮下，大而肥厚，形成特有的臀肌粗隆。起于髂骨外面和骶、尾骨的后面，肌束斜向下外，止于股骨的臀肌粗隆。臀大肌是髋关节有力的伸肌，此外尚可使髋关节旋外。

23. 缝匠肌

缝匠髂前胫内上，屈髋屈膝是功能。

缝匠肌位于大腿前面内侧皮下，它跨越髋、膝两个关节，是全身最长的一块肌肉，肌纤维自外上方斜向大腿内下方，起于髂前上棘，止于胫骨粗隆内侧。

24. 股四头肌

股四头肌四个头，股直起于髂前下，
股内股外股中间，三头起于股骨干，
一个止点胫粗隆，作用伸膝又屈髋。

股四头肌位于大腿前面，有四个起始头，是人体中体积最大的肌肉。其中股直肌位于大腿前面，起于髂前下棘，股中间肌位于股直肌深面，起于股骨体前面，股外侧肌位于大腿前外侧，起于股骨粗线外侧唇，股内肌位于大腿前内侧，起股骨粗线内侧唇，四块肌合并为一腱，包绕髌骨的前面和两侧，向下延为髌韧带，止于胫骨粗隆，作用是伸膝关节屈髋关节。

25. 大腿内侧群肌

大腿内侧五块肌，耻长股薄短大收。
五肌闭孔周围连，内收大腿收肌群。

大腿内侧群肌有 5 块，包括耻骨肌、长收肌、股薄肌、短收肌（在耻骨肌和长收肌的深面）和大收肌（图2-10），作用是使髋关节内收。

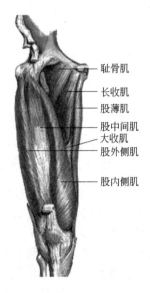

图 2-10　大腿内侧群肌

26. 小腿前群肌

小腿前群肌有三，踇趾长伸和胫前，

伸趾又能足背屈，胫骨前肌足内翻。

小腿前群肌包括胫骨前肌、踇长伸肌及趾长伸肌。胫骨前肌可伸踝关节并使足内翻，踇长伸肌和趾长伸肌可伸踝关节和足趾。

27. 小腿外侧群肌

腓骨外侧长短肌，作用跖屈足外翻。

小腿外侧肌群主要包括腓骨长肌和腓骨短肌。其作用为屈踝关节并使足外翻。

28. 小腿三头肌

小腿后浅三头肌，腓肠起于股骨下，
比目起于胫腓上，合成跟腱止于跟，
人体直立抬足跟，屈膝屈足是功能。

小腿三头肌位于小腿后面的浅层，特别发达，使小腿后部隆起。有三个头，分为腓肠肌和比目鱼肌，腓肠肌分别起于股骨的内、外侧髁后面；比目鱼肌起于胫骨、腓骨上部后面。三头合并一个肌腹，在小腿上部形成膨隆，向下移行为跟腱，止于跟骨结节。主要作用为屈膝关节和屈距小腿关节。下肢肌的起止与作用见表2-4。

表 2-4　下肢肌的起止与作用

肌肉名称	起点	止点	作用
臀大肌	髂骨外面和骶骨背面	臀肌粗隆及髂胫束	髋关节伸及旋外，下肢固定，可伸直躯干
股四头肌	股直肌起自髂前下棘，股内、侧肌和股外侧肌分别起自股骨粗线内、外侧，股中间肌起自股骨体前面	向下形成一腱包绕髌骨，续为髌韧带，止于胫骨粗隆	是膝关节强有力的伸肌，股直肌还可屈髋

肌肉名称	起点	止点	作用
小腿三头肌	腓肠肌起自股骨内、外侧髁的后面,比目鱼肌起自胫腓骨上部的后面	以跟腱止于跟骨	屈踝和屈膝,在站立时上提足跟

29. 股三角

股前倒置三角形,底边腹股沟韧带,

外边缝匠内长收,神经血管是内容。

股三角在大腿前面的上部,为底朝上、尖朝下的三角形。上界为腹股沟韧带,内侧界为长收肌的内侧缘,外侧界为缝匠肌的内侧缘。三角内有股神经、股动脉、股静脉和淋巴结。

复习思考题

(1) 躯干肌包括哪几部分?其中胸大肌、背阔肌起止点位于何处?这两块肌的作用有哪些?

(2) 三角肌、肱二头肌、肱三头肌、臀大肌、股四头肌、腿三头肌起止于何处?该肌有何作用?

(3) 膈有何作用?有哪些孔裂?各孔分别有何结构通过?

(4) 使足背屈、跖屈、足内翻和外翻的肌各有哪些?

30. 运动四肢关节诸肌综述

（1）运动肩关节的主要肌

屈：三角肌前部肌束、胸大肌、肱二头肌长头和喙肱肌。

伸：三角肌后部肌束、背阔肌、肱三头肌长头和大圆肌。

外展：三角肌和冈上肌。

内收：胸大肌、背阔肌、大圆肌和肱三头肌长头。

旋内：肩胛下肌、胸大肌、背阔肌和大圆肌。

旋外：冈下肌和小圆肌。

（2）运动肘关节的肌

屈：肱二头肌、肱肌、肱桡肌和旋前圆肌。

伸：肱三头肌。

（3）运动桡腕关节的肌

屈：桡侧腕屈肌、掌长肌、尺侧腕屈肌、指浅屈肌、指深屈肌和拇长屈肌。

伸：桡侧腕长伸肌、桡侧腕短伸肌、尺侧腕伸肌和所有指伸肌。

内收：尺侧腕屈肌和尺侧腕伸肌同时收缩。

外展：桡侧腕屈肌和桡侧腕长、短伸肌同时收缩。

（4）运动拇指的肌

屈：拇长屈肌、拇短屈肌。

伸：拇长伸肌、拇短伸肌。

内收：拇收肌。

外展：拇长展肌、拇短展肌。

对掌：拇指对掌肌。

（5）运动髋关节的肌

屈：髂腰肌、股直肌、阔筋膜张肌和缝匠肌。

伸：臀大肌、股二头肌、半腱肌和半膜肌。

外展：臀中肌和臀小肌。

内收：耻骨肌、长收肌、短收肌、大收肌和股薄肌。

旋内：臀中肌和臀小肌的前部肌束。

旋外：髂腰肌、臀大肌、臀中肌和臀小肌的后部肌束和梨状肌。

（6）运动膝关节的肌

屈：股薄肌、缝匠肌、股二头肌、半腱肌、半膜肌和小腿三头肌。

伸：股四头肌。

旋内：股薄肌、缝匠肌、半腱肌和半膜肌。

旋外：股二头肌。

（7）运动踝关节（距小腿关节）的肌

足跖屈（屈）：小腿三头肌、趾长屈肌、胫骨后肌、蹈长屈肌。

足背屈（伸）：胫骨前肌、蹈长伸肌和趾长伸肌。

足内翻：胫骨前肌、胫骨后肌、蹈趾长屈肌和趾长屈肌。

足外翻：腓骨长肌和腓骨短肌。

31. 体表标志

（1）躯干部

① 项背腰骶部

背纵沟：为背部正中纵行的浅沟，在沟底可触及各椎骨的棘突。头俯下时，平肩处可摸到显著突起的第7颈椎棘突。脊柱下端可摸到尾骨尖和骶角。

竖脊肌：在背纵沟的两侧，呈纵行隆起。

肩胛骨：肩峰、肩胛冈、上角和下角。肩胛冈的内侧端平第3胸椎棘突。上角平对第2肋，下角对第7肋。

髂嵴：最高点约平第4腰椎棘突。

髂后上棘：棘平对第2骶椎棘突。

背阔肌：为覆盖腰部及胸部下份的阔肌，运动时可辨认其轮廓。

② 胸腹部

锁骨：其内侧2/3部分向前凸，外侧1/3部分向前凹。

喙突：锁骨外、中1/3交界处的下方一横指处。

颈静脉切迹：为胸骨柄上缘。

胸骨角：为胸骨柄与体交界处的横行隆起，平第2肋。

剑突：在胸骨体的下方两肋弓的夹角处。

肋弓：由剑突向外下方可摸到。

胸大肌：为胸前上部的肌性隆起。

腹直肌：腹前壁正中线两侧。

髂前上棘：是髂嵴的前端。

耻骨联合上缘：在两侧腹股沟内侧端之间可摸到的骨性横嵴，其下有外生殖器。

耻骨结节：为耻骨联合外上方的骨性突起。

腹股沟：为腹部与股前部分界的沟。

腹外斜肌：在腹外侧，其轮廓较为清楚。

（2）头颈部

① 头部

枕外隆凸：为头后正中线处的骨性隆起。

乳突：为耳廓后方的骨性突起。

颧弓：位于耳前方的骨性弓。

眶上缘和眶下缘：为眶口上、下的骨性边界。

眶上切迹：位于眶上缘内、中 1/3 交界处。

眉弓：为眶上缘上方的横行隆起。

下颌头：位于耳廓前方，张口闭口运动时可移动。

下颌角：为下颌体下缘的后端。

咬肌：咬紧牙关时，在下颌角前上方的肌性隆起。

颞肌：在颧弓上方的颞窝内。

人中：在上唇外面中线上有一纵行浅沟，称为人中。

鼻唇沟：在颊和上唇的分界处有斜行浅沟，称鼻唇沟。

② 颈部

舌骨：在颈前部正中，下颌骨下缘正中的后下方。

胸锁乳突肌：头转向对侧时，在颈部可明显看到从后上斜向前下的长条状肌性隆起。

胸骨上窝：位于颈静脉切迹上方的凹陷处，可触及气管。

锁骨上大窝：位于锁骨中 1/3 上方，在窝底可摸到锁骨下动脉的搏动。

（3）四肢部

① 上肢

肱骨大结节：在肩峰的下方，为三角肌所覆盖。

肱骨小结节：在肩胛骨喙突的稍外方。

三角肌：从前、外、后侧包绕肱骨的上端，使肩部构成圆隆状的外形。

肱骨内、外上髁：在肘关节两侧的稍上方。

尺神经沟：肱骨内上髁的后下方一浅沟。

尺骨鹰嘴：在肘后方的隆起，尺骨最上端。

桡骨头：肱骨外上髁的下方，伸肘时在肘的后方容易摸到。

桡骨茎突：为桡骨下端的骨性隆起。

尺骨茎突：尺骨下端向后内侧的突起。

豌豆骨：位于腕前尺侧的皮下。

肱二头肌：上臂的前面，在肘窝处可摸到其下部的肌腱。

腕掌侧的肌腱：握拳屈腕时，从外侧向内侧可看到桡侧腕屈肌腱、掌长肌腱和尺侧腕屈肌腱。

腕背侧的肌腱：拇指伸直、外展时，在腕背侧自桡侧向尺侧可看到拇长展肌腱、拇短伸肌腱和拇长伸肌腱。拇长伸肌腱的尺侧为指伸肌腱。

肘窝横纹：屈肘时，在肘窝处出现肘窝横纹。

腕掌侧横纹：屈腕时，在腕掌侧出现 2～3 条横行的皮肤皱纹，分别称为近侧横纹、中间横纹（不恒定）和远侧横纹。

② 下肢

坐骨结节：坐骨最低点，坐位时和凳子相接触。

股骨大转子：股骨颈与体连接处的外侧。

股骨内、外侧髁和胫骨内、外侧髁：都在膝关节两侧皮下。

髌骨：在膝关节前面的皮下。

髌韧带：为髌骨下方与胫骨粗隆间的粗条索状结构。

胫骨粗隆：为胫骨上端与体移行处的骨性隆起。

胫骨前缘：位于皮下，胫骨粗隆向下为胫骨体前缘。

腓骨头：位于胫骨外侧髁的后外方，位置稍高于胫骨粗隆。

外踝：为腓骨下端一窄长的隆起，外踝较内踝低。

臀大肌：使臀部圆隆的外形。

股四头肌：大腿前面的肌性隆起，向下止于胫骨粗隆。

半腱肌腱、半膜肌腱：为腘窝上内界，附于胫骨上端。

股二头肌腱：腘窝的上外界，附于腓骨头。

腓肠肌两个头：为腘窝的下内、下外侧界。

跟腱：小腿三头肌的肌腱，向下止于跟骨后端。

臀股沟：臀部与大腿后面之间的横沟。

腘窝横纹：在腘窝呈横行的皱纹。

第三章　消化系统

第一节　概　述

导学

　　（1）掌握消化系统的组成和功能；上、下消化道的划分。

　　（2）熟悉胸部标志线和腹部分区。

1. 消化系统的组成

> 　　消化组成管和腺，口腔咽腔与食管，
> 　　胃接小肠和大肠，小肠大肠细分段，
> 　　十二指肠空回肠，盲阑结直与肛管，
> 　　以上管道分上下，十二指肠是分点，
> 　　记住大的消化腺，肝胰加上唾液腺。

　　【消化管】是从口腔至肛门的迂曲管道，长约9m。包括口腔、咽、食管、胃、小肠、大肠等部（见图3-1）。临床上通常把口腔至十二指肠的一段，称为上消化道；空肠到肛门的一段，称为下消化道。

　　【消化腺】是分泌消化液的腺体，包括大消化腺和小消化腺两种。大消化腺是肉眼可见，独立存在的器官，如

大唾液腺、肝、胰等（见图 3-1）。小消化腺则是散在于整个消化管壁内的无数小腺体，如唇腺、颊腺、食管腺、胃腺和肠腺等。

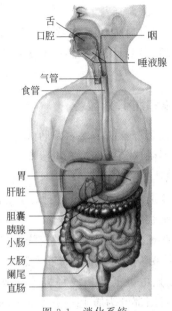

舌
口腔
咽
唾液腺
气管
食管
胃
肝脏
胆囊
胰腺
小肠
大肠
阑尾
直肠

图 3-1　消化系统

2. 胸部标志线

胸部可划七条线，前后正中锁中线，

腋前腋中腋后线，肩胛下角肩胛线。

【前正中线】沿身体前面中线所作的垂线。

【锁骨中线】通过锁骨中点所作的垂线。由于此线正通过男性乳头，故也可称此线为乳头线。

【腋前线】沿腋窝前缘（腋前壁）向下所作的垂线。

【腋中线】由腋窝中点向下所作的垂线。

【腋后线】沿腋窝后缘（腋后壁）向下所作的垂线。

【肩胛线】通过肩胛骨下角所作的垂线。

【后正中线】沿身体后面中线（通过椎骨棘突）所作的垂线。

3. 腹部标志线和腹部分区

腹部纵横九部分，腹上左右季肋区，

脐区左右外侧区，腹下左右腹股沟。

【腹部标志线】

（1）上横线通过左、右肋弓最低点（第10肋的最低点）所作的水平线。

（2）下横线通过两侧髂前上棘连线所作的水平线。

（3）垂直线由左、右腹股沟韧带中点向上所作的垂线。

【腹部分区】由以上四条线将腹部分成三部九区。其中两条水平线将腹部分为腹上、中、下三部，再由两条垂线与上述两条水平线相交，就把腹部分成九区。即腹上部分成中间的腹上区和左、右季肋区；腹中部分成中间的脐区和左、右腹外侧区；腹下部分成中间的耻区和左、右腹股沟区。

复习思考题

消化系统的组成如何？上、下消化道各包括哪些器官？

第二节　消化管

导学

（1）掌握咽峡的组成；咽的分部、结构及各部的交通；唾液腺的名称及导管开口部位；食管的三个狭窄部位；胃的形态、位置及分部；小肠、大肠的形态、位置及分部；阑尾的位置及根部体表投影位置。

（2）熟悉口腔的构造和分部；舌的形态和舌乳头，牙的形态、种类和牙式；直肠的位置、形态结构及毗邻；肛管的位置及结构。

1. 口腔的构造和分部

> 口腔前壁为口唇，向前口裂通体外，
>
> 向后咽峡通咽腔，前庭固有两部分。

【口腔的构造】口腔的前壁为口唇。上、下唇之间的裂隙称口裂，口裂的两端称口角。口腔的侧壁为颊。口腔顶称为腭，腭由硬腭和软腭两部分组成，其前2/3为硬腭，后1/3为软腭。软腭后缘游离，中央有一向下悬垂的突起称为腭垂；自腭垂两侧向下各有两条弓形黏膜皱襞，前方为腭舌弓，后方称为腭咽弓。

【口腔的分部】口腔由上、下牙弓分为口腔前庭和固有口腔两部分。牙弓与唇、颊之间有一蹄铁形腔隙，称为口腔前庭；牙弓以内的腔隙为固有口腔。当上、下牙咬合时，口腔前庭和固有口腔仍可借最后磨牙后方的间隙相通。

2. 咽峡

口咽分界是咽峡，腭垂舌根居上下，
两侧连接腭舌弓，后面邻接扁桃体。

咽峡是口腔通向咽的门户，由腭垂，左、右腭舌弓和舌根共同围成。腭舌弓和后方的腭咽弓之间为扁桃体窝，容纳腭扁桃体。

3. 牙

牙形可分冠根颈，乳牙正好二十颗，
恒牙四八三十二，切尖磨牙有分工。

每个牙都分为牙冠、牙根和牙颈三部分。人的一生中，先后有两组牙发生，即乳牙和恒牙。乳牙共 20 个，包括切牙、尖牙和磨牙；恒牙共 32 个，包括切牙、尖牙、前磨牙和磨牙。成人第 3 磨牙长出较晚，约 18～30 岁萌出，故称迟牙（智牙），迟牙有人可终生不出。因此恒牙数为 28～32 个均属正常。

4. 舌

舌形分为根体尖，舌背黏膜有乳头，
丝状乳头司感觉，菌状轮廓管味觉，
舌肌又分内外肌，外肌颏舌管伸舌。

【舌的形态】舌有上面又称舌背，可分为舌根、舌体、舌尖三部分。舌下面正中线处有一黏膜皱襞，称为舌系带。在舌系带根部的两侧各有一小黏膜隆起，称舌下阜，有下颌下腺管和舌下腺管的共同开口。由舌下阜向两则延伸，各有一黏膜隆起，称舌下襞，其深面有舌下腺。

【舌黏膜】淡红色，被覆于舌的上、下面。舌上面的黏膜上有许多小突起，称为舌乳头。按其形状可分为丝状乳头、菌状乳头和轮廓乳头等。丝状乳头数量最多，体积最小，呈白色丝绒状，遍布于舌背，具有一般感觉功能。菌状乳头、轮廓乳头含有味蕾，司味觉。

【舌肌】分舌内肌和舌外肌，舌内肌有上下纵肌、舌横肌和舌垂直肌，收缩时可以改变舌的形状。舌外肌起自附近骨上，止于舌内。其中最主要的一对为颏舌肌。它起自下颌骨体内面，呈扇形止于舌体中线两侧。两侧颏舌肌同时收缩使舌伸出口腔，单侧收缩时可将舌尖伸向对侧。如一侧颏舌肌瘫痪，伸舌时，舌尖歪向患侧。

5. 大唾液腺

> 大唾液腺有三对，腮腺下颌舌下腺，
> 腮腺开口颊黏膜，其余二腺舌下阜。

【腮腺】最大的一对唾液腺，略呈三角楔形，位于耳郭前下方，腮腺管由腮腺前缘穿出，在颧弓下缘一横指处紧贴咬肌表面前行，至咬肌前缘处弯转向内侧，穿过颊肌，开口于平对上颌第 2 磨牙的颊黏膜上。

【下颌下腺】呈卵圆形，在下颌骨下缘，导管开口于舌下阜。

【舌下腺】扁长圆形，自腺体内侧面发出，开口于舌下阜和舌下襞。

6. 腮腺

> 形似三角耳前下，导管跨咬又穿颊，
>
> 投影弓下一横指，寻口上颌二磨牙。

腮腺是最大的一对唾液腺，略呈三角楔形，位于耳郭前下方，腮腺管由腮腺前缘穿出，在颧弓下缘一横指处紧贴咬肌表面前行，至咬肌前缘处弯转向内侧，穿过颊肌，开口于平对上颌第 2 磨牙的颊黏膜上。

7. 咽

> 上宽下窄顶颅底，前壁直通鼻口喉，
>
> 侧壁有管通鼓室，咽腔向下连食管。

咽是消化管上端膨大的部分，是消化和呼吸的共同通道，为上宽下窄、前后略扁的漏斗形管道。根据咽前方的比邻，以软腭游离缘与会厌上缘为界，自上而下可将咽分为鼻咽、口咽和喉咽三部分。

【鼻咽】位于鼻腔的后方，向前借鼻后孔与鼻腔相通，为颅底至软腭后缘之间的一段。在其两侧壁约对下鼻甲后方 1cm 处有咽鼓管咽口，通中耳，后面咽隐窝是鼻咽癌的好发部位。

【口咽】位于口腔的后方，向前借咽峡与口腔相通，为软腭后缘与会厌上缘之间的一段。在其侧壁上，腭舌弓和腭咽弓之间有一凹窝，叫扁桃体窝。

【喉咽】位于喉的后方，向前经喉口通喉腔，为会厌上缘至环状软骨之间的一段，向下续于食管。在喉口两侧与咽侧壁之间各有一个深窝，称梨状隐窝，是异物常嵌顿停留的部位。

8. 食管

下接贲门上续咽，全长颈胸腹三段，

重要特点三狭窄，十五二五与四十。

食管上端在第 6 颈椎续于咽，下端至第 11 胸椎左侧接胃的贲门，全长分为颈、胸、腹三部。食管全长有三个生理性狭窄。

【第 1 个狭窄】位于咽与食管相续处，距中切牙 15cm。

【第 2 个狭窄】位于食管与左主支气管交叉处，距中切牙约 25cm。

【第 3 个狭窄】位于食管穿过膈的食管裂孔处，距中切牙约 40cm。

9. 胃

胃似扁囊前后面，二门二弯又四部，

贲门幽门大小弯，贲底体幽四部分，

幽门又分窦和管，胃居剑下左上腹，

贲门幽门位置定，胃壁肌肉分三层。

【胃的形态】胃的形态和大小随内容物的多少而不同。胃有上下两口、前后两壁、大小两弯。上口为入口叫贲门，下口为出口叫幽门。胃前壁朝向前上方，胃后壁朝向后下方。胃的右上缘为胃小弯，该弯的最低点叫角切迹；胃的左下缘为凸缘，称为胃大弯。

【胃的分部】胃可分为四部分。靠近贲门的部分叫贲门部；贲门平面以上，向左上方膨出的部分称为胃底；胃的中间大部称为胃体；在角切迹至幽门之间的部分称幽门部。幽门部紧接幽门而呈管状的部分称为幽门管；幽门管向左至角切迹之间稍膨大的部分，称为幽门窦。

【胃的位置】胃中等充盈时，大部分位于左季肋区，小部分位于腹上区。贲门和幽门位置较固定，贲门位于第11胸椎左侧，幽门位于第1腰椎右侧。

【胃壁的构造】胃壁由四层结构构成。即黏膜、黏膜下组织、肌织膜和外膜。肌层发达为外纵、中环、内斜三层平滑肌。

10. 小肠

小肠分为三部分，十二指肠连接胃，
中下空肠与回肠，消化吸收是功能。

小肠是消化管中最长的一段，也是食物消化吸收最重要的场所。起于胃的幽门，下接盲肠，全长约 5～7m，分为十二指肠、空肠和回肠三部分。

11. 十二指肠

小肠起始十二指，上球降部下和升，
降部后内有乳头，胆总胰管同开口。

十二指肠可分为上部、降部、水平部和升部，降部肠腔后内侧壁上有一纵行的黏膜皱襞，襞下端有一乳头状隆起，称十二指肠大乳头，有胆总管与胰管的共同开口，它距中切牙约75cm。

12. 空肠

空肠壁厚管径粗，居于腹腔左上腹，
黏膜皱襞高而密，管壁可见孤立滤。

空肠约占空、回肠全长的上 2/5，主要占据腹腔的左上部（左腹外侧区和脐区）；与回肠相比，空肠管径较粗，管壁较厚，血管较丰富，颜色较红润，黏膜环状皱襞密而高，黏膜内有许多散在的孤立淋巴滤泡。

13. 回肠

回肠壁薄管径细，居于腹腔右下部，
黏膜皱襞低而疏，管壁可见集合滤。

回肠约占全长的下 3/5，主要占据腹腔的右下部（脐区和右腹股沟区），其末端连接盲肠。回肠则管径较细，管壁较薄，血管较少，颜色较淡，黏膜环状皱襞疏而低，黏膜内除有孤立淋巴滤泡以外，还有集合淋巴滤泡，集合淋巴滤泡是由孤立淋巴滤泡汇集而成。这些淋巴滤泡具有防御功能。

14. 大肠

大肠四周围成框，盲肠下面连阑尾，

> 升横降乙是结肠，直肠下端是肛管。

大肠全长约 1.5m，略成方框形，围绕在空、回肠的周围。起自右髂窝内回肠末端，终于肛门。可分为盲肠、阑尾、结肠、直肠和肛管。

【盲肠和阑尾】

（1）盲肠　大肠的起始部，下端以膨大的盲端开始，长约 6～8cm，一般位于右髂窝内，向上连于升结肠，其左后上方有回肠末端的开口，此口称为回盲口。口的上、下缘各有一半月形的黏膜皱襞，称回盲瓣。

（2）阑尾　形如蚯蚓，又称蚓突。上端连通盲肠后内壁，下端游离，一般长 7～9cm。阑尾根部的体表投影通常在脐与右髂前上棘连线的中、外 1/3 交界处，此点称为麦克伯尼（McBurney）点。急性阑尾炎时，此点可有压痛。

【结肠】位于盲肠和直肠之间，围绕在小肠周围，按其位置和形态，可分为升结肠、横结肠、降结肠和乙状结肠四部分。

15. 盲肠与结肠结构特点

> 盲肠结肠看外观，袋带脂垂三特点，
> 临床开腹做手术，肠管辨认很关键。

盲肠和结肠还具有结肠带、结肠袋和肠脂垂三个特征。结肠带是沿肠的表面排列有三条纵行的，由纵行平滑肌增厚而成。结肠袋是由肠壁上的许多横沟隔开而成的环形囊袋状突起。肠脂垂是在结肠带附近由于浆膜下脂肪聚集，形成的许多大小不等的脂肪突起。这三个特征是识别结肠和盲肠的标志。

16. 直肠

> 直肠不直有两弯，侧观骶曲会阴曲，
> 男前膀胱前列精，女前子宫和阴道。

【直肠的位置】直肠上端平第 3 骶椎处接乙状结肠，下端至盆膈处续于肛管。直肠的后面是骶骨和尾骨；直肠的前面男、女有所不同。在男性直肠的前面有膀胱、前列腺、精囊；在女性则有子宫和阴道。

【直肠的弯曲和结构】直肠在正中矢状面上有两个弯曲，上段骶曲；下段称会阴曲。直肠的下段肠腔膨大，称为直肠壶腹。

17. 肛管

> 管内纵形为肛柱，肛柱下端肛瓣连，
> 肛瓣肛柱齿状线，皮肤黏膜分界线，
> 线下光滑环形带，形成肛梳与白线。

肛管为大肠的末段，上端于盆膈处连于直肠，下端开口于肛门，长 3～4cm。肛管上段的黏膜形成 6～10 条纵行皱襞，称肛柱。各肛柱下端间有半月形黏膜皱襞相连，称肛瓣。两个相邻肛柱下端与肛瓣围成袋状小陷窝，称为肛窦。各肛瓣和肛柱的下端共同连成一锯齿状的环形线，称为齿状线或肛皮线，是皮肤和黏膜的分界线。齿状线以下有一宽约 1cm 的环状带，表面光滑而略有光泽，称为肛梳。肛梳下缘有一环状线，称白线，此线恰为肛门内、外括约肌的交界处，肛门内括约肌为平滑肌，可协助排便；环绕在肛门内括约肌周围的骨骼肌为肛门外括约肌，控制排便。

复习思考题

（1）什么是咽峡？食管三个狭窄的位置及距中切牙的距离如何？

（2）咽腔可分几部分？各部经何结构分别连于何处？

（3）小肠、大肠各分为哪几个部分？阑尾根部的体表投影位于何处？

第三节　消化腺及腹膜

导学

（1）掌握肝的形态、位置及体表投影；胆囊的形态、分部、位置及胆囊底的体表投影；输胆管道的组成；腹膜和腹膜腔的概念。

（2）熟悉胰的位置及形态结构；熟悉腹膜形成的结构。

1. 肝的形态

肝分右叶与左叶，下面两纵一横沟，

右纵前方有胆囊，左纵前方圆韧带，
横沟进出叫肝门，门脉肝管肝固有。

肝呈不规则的楔形，可分为上、下两面，前、后两缘，左、右两叶。肝的上面称膈面，由肝镰状韧带分为肝左叶、肝右叶；肝的前缘锐利。肝的下面称脏面。下面有略呈"H"形的左右两条纵沟和一条横沟。横沟为肝门，有肝固有动脉、肝门静脉和肝左、右管，右纵沟前方有胆囊，左纵沟前方为圆韧带。肝左叶小，右叶大（见图3-2）。

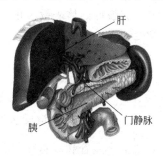

图 3-2　肝及肝外胆道

2. 肝的位置和体表投影

肝居右季腹上区，左侧到达左季肋，
记住剑下三到五，肋弓下面摸不到。

肝大部分位于右季肋区和腹上区，只有小部分延伸至左季肋区，大部分为肋弓所覆盖，仅在腹上区左、右肋弓间露出，并直接接触腹前壁。肝的上界在右锁骨中线平第5肋，至左锁骨中线平第5肋间。肝的下界基本与肝前缘一致，在成人剑突下 3～5cm 范围内，可触及肝的前缘。

【肝的功能】肝的功能很复杂，主要分泌胆汁和解毒。

3. 胆囊

> 胆囊贮汁鸭梨形，底体颈管四部分，
> 要问压痛在哪里？右侧肋弓腹直肌。

胆囊位于肝右纵沟前部的胆囊窝内，有贮存和浓缩胆汁的作用。胆囊呈鸭梨形，可分为胆囊底、胆囊体、胆囊颈、胆囊管四部分。胆囊底的体表投影相当于右侧腹直肌外缘与右肋弓相交处。

4. 输胆管道

> 肝左右管汇肝总，肝总囊管汇胆总，
> 要问开口在哪里？十二指肠大乳头。

输胆管道主要包括肝左管和肝右管，出肝门汇合成肝总管，肝总管与胆囊管汇合成胆总管，开口于十二指肠大乳头。不进食时，肝分泌的胆汁在胆囊内贮存和浓缩；进食后，在神经体液因素调节下，胆囊收缩，胆汁经胆囊管、胆总管、十二指肠大乳头排入十二指肠。

5. 胰

> 胰腺分为头体尾，一二腰椎成横位，
> 胰管合并胆总管，十二指肠有开口。

胰是人体第二大消化腺，位于胃的后方，在第 1、2

腰椎的高度横贴于腹后壁。形态细长，分为胰头、胰体和胰尾三部分。胰管与胆总管合并，共同开口于十二指肠大乳头。胰包括外分泌部和内分泌部两部分组成。外分泌部分泌胰液；内分泌部即胰岛，主要分泌胰岛素和胰高血糖素。

6. 腹膜

> 脏壁围城腹膜腔，男性密闭女通外，
> 包裹脏器内中外，简单记住肾外位，
> 形成网膜与系膜，连接固定起作用，
> 要问最低在何处？腹膜陷凹男女别。

【腹膜腔】为全身面积最大、配布最复杂的浆膜，分为壁腹膜和脏腹膜。脏腹膜与壁腹膜互相延续、移行，共同围成不规则的潜在性腔隙称腹膜腔。男性腹膜腔为一封闭的腔隙；女性腹膜腔则借输卵管腹腔口，经输卵管、子宫、阴道与外界相通。腹膜可产生少量滑液，湿润和减少脏器间摩擦。腹膜还具有吸收、防御、修复再生能力，所形成的韧带、系膜等结构还有固定和支持脏器的作用。

【腹膜与腹盆腔脏器的关系】

（1）腹膜内位器官　是指全部突向腹膜腔，各面均被腹膜所覆盖的器官，如胃、十二指肠上部、空肠、回肠、盲肠、阑尾、横结肠、乙状结肠、脾、卵巢、输卵管等。

（2）腹膜间位器官　是指大部分被腹膜覆盖，仅有少部分未被腹膜覆盖的器官，如肝、胆囊、升结肠、降结肠、直肠上段、子宫、膀胱等。

（3）腹膜外位器官　是指仅一面被腹膜覆盖，其余面均不覆盖腹膜的器官，如肾、肾上腺、输尿管、胰、十二指肠降部和下部、直肠中下部等。

【网膜】

（1）小网膜　是自肝门向下移行至胃小弯和十二指肠上部的双层腹膜结构，其左侧部从肝门至胃小弯，称肝胃韧带；小网膜的右侧连接肝门与十二指肠上部，称肝十二指肠韧带。

（2）大网膜　是连于胃大弯和横结肠之间的双层腹膜结构。

【系膜】将肠管连于腹后壁的双层腹膜结构，有肠系膜、阑尾系膜、横结肠系膜、乙状结肠系膜等。

【腹膜陷凹】男性在膀胱与直肠之间有直肠膀胱陷凹，凹底距肛门约 7.5cm。女性在膀胱与子宫之间有膀胱子宫陷凹；直肠与子宫之间为直肠子宫陷凹，也称 Douglas 腔，较深，与阴道后穹间仅隔以薄的阴道壁。

复习思考题

（1）肝脏位于何处？何为肝门，出入肝门的结构有哪些？

（2）胆汁产生和贮存于何器官？胆汁经何路径排至十二指肠？

（3）腹膜形成哪些结构？腹膜在盆腔内分别形成哪些陷凹？

第四章　呼吸系统

导学

（1）掌握呼吸系统的组成和功能；喉的位置及主要喉软骨的名称；气管、左右主支气管的特点；肺的形态、位置和结构。掌握胸膜的概念和分部；胸膜顶和肋膈隐窝的概念；肺下缘和胸膜下界的体表投影。

（2）熟悉上、下呼吸化道的划分；鼻腔的分部和结构；纵隔的概念、位置和分部。

第一节　概　述

呼吸系统的组成和功能

> 呼吸系统六器官，肺外呼吸道和肺，
> 上呼吸道鼻咽喉，也可嗅觉和发音，
> 下呼吸道至肺泡，气管主支气管肺。

呼吸系统包括肺外呼吸道和肺两部分，呼吸道包括鼻、咽、喉、气管、主支气管和肺内各级支气管（见图4-1）。临床上把鼻、咽和喉称上呼吸道，把气管、主支气管和肺内支气管称下呼吸道。呼吸系统主要功能为气体交换。另外，鼻有嗅觉功能，喉也是发音器官。

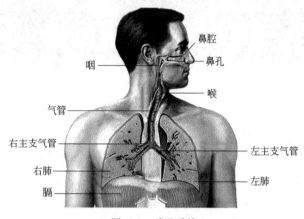

图 4-1 呼吸系统

第二节　肺外呼吸道

1. 鼻

鼻主呼吸和嗅觉，外鼻鼻腔鼻旁窦，

中隔分割两鼻腔，各有前庭和固有，

犁骨筛骨鼻中隔，鼻腔外壁三鼻甲，

鼻甲下方有鼻道，三个鼻道开口多。

鼻包括外鼻、鼻腔和鼻旁窦三部分。鼻腔被鼻中隔分成左、右两个鼻腔。每侧鼻腔分为前部的鼻前庭和后部的固有鼻腔。固有鼻腔是鼻腔的主要部分，内覆以黏膜。固有鼻腔的外侧壁可见上鼻甲、中鼻甲和下鼻甲，以及各鼻甲下方的相应的上鼻道、中鼻道和下鼻道。在鼻道有鼻旁窦和鼻泪管的开口。鼻腔的内侧壁为鼻中隔，由骨性鼻中隔和鼻中隔软骨两部分构成。固有鼻腔的黏膜可分为嗅区和呼吸区。

2. 喉软骨

> 喉的软骨有特点，甲状软骨为最大，
> 形成喉结可摸到，环状软骨做底座，
> 杓状软骨有一对，会厌软骨似树叶。

【甲状软骨】最大的喉软骨。由左右对称的两个方形软骨板组成，两板前缘以直角互相愈合形成前角，前角的上端向前突出称为喉结。

【环状软骨】构成喉的底座，前部底窄呈弓状，称环状软骨弓，后部高宽呈板状，称环状软骨板，环状软骨是喉和气管中唯一完整的软骨环。

【杓状软骨】成对，位于环状软骨板的上方，呈三棱锥型。

【会厌软骨】形似树叶，附着于甲状软骨前角的后面，与开放或关闭喉口有关。

3. 喉腔

> 喉腔黏膜两皱襞，上方前庭下声襞，
> 黏膜之间成裂隙，声门裂隙为最窄。

喉腔由喉口至环状软骨下缘，是喉壁围成的管形腔。

向上通咽，向下通气管。在喉腔的侧壁，有上下两对黏膜
皱襞，上方一对为前庭襞，下方一对为声襞。两侧前庭襞
间的裂隙为前庭裂。两侧声襞及杓状软骨间的裂隙为声门
裂，声门裂是喉腔最狭窄的部位。声襞内含有韧带和肌纤
维，共同构成声带，声带具有发音功能。

4. 气管和主支气管

> 气管软骨呈 C 形，主支气管分左右，
> 左侧细长又水平，右侧垂直又短粗。

【气管】为后壁略扁的圆筒状结构，主要由气管软骨、
平滑肌和结缔组织构成。气管软骨呈"C"形，一般为
14～16 个。气管上端平对第 6 颈椎下缘，与环状软骨相
连，向下至第 4、5 胸椎体交界处（相当胸骨角平面），分
为左、右主支气管。分叉处称为气管杈。

【主支气管】主支气管为气管杈与肺门之间的管道，
左、右各一。左主支气管长、细、较水平，右主支气管
短、粗、较垂直。因此，气管异物易落入右主支气管。

第三节　肺

肺的位置、形态和结构

> 肺的形态似锥形，尖底两面三个缘，
> 外侧凸隆内凹陷，内侧中央有肺门，
> 主支气管动静脉，被膜包绕成肺根，

左肺前缘心切迹，左二窄长右三短。

【肺的位置】肺位于胸腔内，纵隔的两侧，膈的上方，肺尖高出胸廓上口。

【肺的形态和结构】肺的形态近似圆锥形，具有一尖、一底、两面和三缘。

（1）一尖　为肺尖，肺尖高出锁骨内侧段上方2～3cm。

（2）一底　为肺底，贴膈。

（3）两面　即外侧面和内侧面。外侧面较隆凸，与胸廓前后、外侧壁的肋和肋间肌接触。内侧面对向纵隔。此面中央凹陷为肺门，有主支气管、肺动脉、肺静脉、淋巴管和神经进出。出入肺门的结构被结缔组织包绕而成肺根。

（4）三缘　即前缘、后缘和下缘。前缘锐利，右肺的前缘近于垂直，左肺的前缘下半有心切迹。肺的后缘钝圆，贴于脊柱的两侧。肺的下缘也较锐利，伸向膈与胸壁之间。

（5）分叶　左肺有一条斜裂，将左肺分为上叶和下叶。右肺除斜裂外，尚有一水平裂。两裂将右肺分为上叶、中叶和下叶。

第四节　胸膜和纵隔

1. 胸膜

胸膜分为脏壁层，两层之间胸膜腔，

左右各一成负压，肋膈隐窝最低点。

【胸膜的配布】胸膜为被覆于胸廓内面及肺表面的浆膜，分为脏、壁两层。脏、壁两层胸膜在肺根周围相互移行，围成全封闭的胸膜腔，内含少量液体，呈负压，左右各一。

【壁胸膜的分部】壁胸膜按其所覆盖的部位分为胸膜顶、肋胸膜、膈胸膜和纵隔胸膜四部分。壁胸膜包被肺尖部分称为胸膜顶，其最高点为锁骨内侧段上方 2～3cm。壁胸膜被覆于胸壁内面和纵隔两侧的部分为肋胸膜和纵隔胸膜。覆盖于膈的上面者为膈胸膜。

2. 肋膈隐窝

肋胸膜与膈胸膜，形成隐窝在转折，
胸膜腔之最底处，炎症渗液积此窝。

肋膈隐窝是在肋胸膜与膈胸膜转折处形成的半环形间隙，为胸膜腔的最低部位。胸膜腔即使在深吸气时，肺缘也不能充满此空间。胸膜炎等渗出液常积于此。

3. 胸膜下界和肺下缘的体表投影

肺下缘六八十，胸膜八十十一。

肺尖的体表投影位于锁骨内侧段上方 2～3cm 处。肺下缘和胸膜下界的体表投影如表 1。

4. 纵隔

上下分界胸骨角，前中后界取心包，

后纵隔内气管多，主食奇迷干胸导。

纵隔是左右纵隔胸膜之间的器官、结构和结缔组织的总称。解剖学常以胸骨角和第 4 胸椎体下缘的平面，将纵隔分为上纵隔和下纵隔。下纵隔又以心包的前、后壁为界划分为前纵隔、中纵隔和后纵隔。上纵隔的主要内容为胸腺，出入心的大血管，膈神经，迷走神经，食管，气管，胸导管等。前纵隔仅含淋巴结及少量疏松结缔组织。中纵隔内含心包、心及出入心的大血管根部。后纵隔内含主支气管、食管、胸主动脉、胸导管、奇静脉、迷走神经、胸交感干和淋巴结等。

复习思考题

（1）呼吸系统的组成如何？上、下呼吸化道是如何划分的？

（2）解释何为胸膜顶、肋膈隐窝？

（3）肺下缘和胸膜下界的体表投影如何？

（4）何为肺门、肺根？左肺和右肺在形态上有何区别？

第五章 泌尿系统

导学

(1) 掌握泌尿系统的组成，肾的形态、位置和内部结，输尿管的分段和三个狭窄的部位。

(2) 熟悉肾的被膜，输尿管的走行位置和毗邻，膀胱的形态、位置和膀胱三角的结构特点，女性尿道的位置、结构特点和开口位置。

泌尿系统概述

> 泌尿成员肾主要，（输）尿管膀胱与尿道，
>
> 肾滤血后管输尿，膀胱贮满出尿道，
>
> 代谢产物要除掉。

【概述】泌尿系统由肾、输尿管、膀胱、尿道组成。肾有过滤血液产生尿液的作用，输尿管有输送尿液至膀胱的作用，膀胱有储尿的作用，尿道将尿液排出体外。

第一节 肾

1. 肾形态与位置

> 外凸内凹蚕豆形，内缘肾蒂肾门引，

腹膜后位椎两旁，腰椎一对肾门平，

左肾上平胸十一，右肾低左半椎体，

下肋斜交竖脊肌，肾门正对是肾区。

【肾的形态】肾是实质性器官，新鲜肾呈红褐色，表面光滑，质柔软，重约 120～150g。形似豇豆，分上、下两端，前、后两面，内、外侧两缘。外侧缘隆凸，内侧缘中央部凹陷，称肾门，内有肾盂、肾动脉、肾静脉、淋巴管和神经等出入。

【肾的位置】肾位于腹腔的后上部，脊柱的两侧，前面有腹膜覆盖，左右肾的位置并不对称。左肾的上端平第 11 胸椎下缘，下端平第 2 腰椎下缘。右肾的上端有肝，故右肾比左肾约低半个椎体。肾门约平第 1 腰椎体，距正中线约 5cm。临床上常将竖脊肌外侧缘与第 12 肋之间的部位称为肾区。当肾病变时，叩击或触压该区时，常引起疼痛。

2. 肾被膜

纤维衬衣脂肪袄，筋膜外罩厚又牢。

肾的表面自内向外有三层被膜包绕，依次为纤维囊、脂肪囊和肾筋膜。

3. 肾的内部结构

皮质红色点颗粒，密布小管肾小体，

密集条纹肾锥体，深层髓质底向皮，

皮质滤血成原尿，髓质浓缩尿溶液，

皮质位浅髓质深，髓见锥体朝肾门，

锥尖乳头尿涌出，小大盏盂送出肾。

在肾的额状切面上，肾实质分为皮质和髓质两部分。肾髓质由15～20个肾锥体构成。肾锥体呈圆锥形，底向皮质，尖钝圆而伸向肾窦，称肾乳头。有时可由2～3个肾锥体合成1个肾乳头，故肾乳头的总数少于肾锥体。每个肾平均有7～12个肾乳头，肾乳头上有许多乳头孔（10～30个），为乳头管向肾小盏的开口。肾皮质伸入肾锥体之间的部分称肾柱。漏斗状的肾小盏包绕肾乳头，并收集由肾乳头排出的尿液。若干肾小盏汇合成2～3个肾大盏，肾大盏汇合成扁漏斗状的肾盂。肾盂出肾门后向下弯行，逐渐缩小，移行为输尿管（见图5-1）。

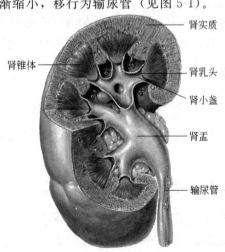

图5-1 肾的内部结构

第二节　输尿管

输尿管的位置与形态

> 肌性管道细而长，连于肾盂与膀胱，
> 腹膜后位腰肌前，腹盆壁内三段间，
> 三个狭窄要记住，起始越髂穿膀胱，
> 结石下降易滞留，请君快喝排石汤。

【位置与形态】输尿管是一对细长的肌性管道，呈扁圆柱状，左、右各一。成人输尿管长约 20～30cm，其管径约为 0.5～0.7cm，起于肾盂，终于膀胱。

【输尿管分段与狭窄】输尿管全长有三个生理性狭窄：第一个狭窄位于输尿管起始处，即肾盂与输尿管移行处；第二个狭窄是越过小骨盆入口处；第三个狭窄在膀胱壁内，这些狭窄部位常是结石滞留处。

第三节　膀　胱

膀胱的位置与形态

> 尖底体颈形锥体，隐居耻后盆腔底，
> 虚时耻上不见顶，盈时前面贴腹壁，
> 邻接器官男女别，子宫直肠前列腺，
> 膀胱三角位内底，不见皱襞黏膜平，
> 输尿管口尿道口，围成三角故得名。

【膀胱的形态】空虚的膀胱呈三棱锥体形。分为尖、底、体、颈四部。顶端尖细，朝向前上方，称膀胱尖。底部呈三角形，朝向后下方，称膀胱底。尖、底部之间的大部分，称膀胱体。膀胱下部，即尿道内口接触前列腺的部分，称膀胱颈。膀胱各部间没有明显的界限，当膀胱充盈时呈卵圆形。

【膀胱的位置】成人的膀胱位于小骨盆腔的前部。其前方有耻骨联合，后方在男性有精囊、输精管壶腹和直肠，女性有子宫颈和阴道。膀胱下方，男性邻接前列腺，女性邻接尿生殖膈。膀胱空虚时，膀胱尖不超过耻骨联合上缘，膀胱充盈时，膀胱尖高出耻骨联合上缘，此时由腹前壁折向膀胱上面的腹膜也随之上移，使膀胱前下壁直接与腹前壁接触。因此，当膀胱极度充盈时，临床上在耻骨联合上方，经腹前壁进行膀胱穿刺或膀胱手术，可不经腹膜腔而直达膀胱。

【膀胱壁的结构】膀胱壁由黏膜、黏膜下组织、肌织膜（平滑肌）和外膜构成。

在膀胱底内面的两个输尿管口和尿道内口之间的区域呈三角形，此处缺乏黏膜下组织，其黏膜直接与肌层紧密结合，无论膀胱充盈或空虚，黏膜均保持平滑状态，称为膀胱三角。临床上是结核和肿瘤好发部位。

第四节 尿 道

尿道的位置与形态

男性尿道长狭弯，排尿排精性器官，

女性尿道短直宽，阴道前庭外口端，

男女尿道差别大，女性更易生感染。

男女性尿道的功能和构造不完全相同。男性尿道除有排尿功能外，兼有排精功能，故在生殖系统中叙述。

女性尿道较男性尿道短、宽，而且较直，易于扩张。

复习思考题

（1）肾的内部结构如何？

（2）尿液产生和贮存于何器官？尿液自乳头孔排出后经何途径排出体外？

（3）输尿管起止于何处？三个生理性狭窄分别位于何处？

第六章　生殖系统

第一节　概　述

导学

（1）掌握睾丸、附睾的位置，精索的位置及其组成，男尿道的分部、狭窄及弯曲，卵巢的位置、形态，输尿管的形态、位置和分部。

（2）熟悉睾丸、附睾的形态和结构，输精管的行程、位置和分部，前列腺的位置和形态，阴茎的分部和形态结构，射精管的组成、子宫的位置、形态结构，阴道的结构，女性乳房的结构，会阴的位置和分部。

1. 男性生殖器组成

> 内外男性生殖器，组成功能要牢记，
> 输精管道附属腺，还有睾丸属内器，
> 附睾输精管接续，射精尿道输精齐，
> 前列精囊尿道球，润滑尿道组精液，
> 睾丸生精泌激素，阴囊阴茎属外器。

男性生殖器分为内生殖器和外生殖器。内生殖器包括睾丸、输精管道和附属腺。睾丸是产生男性生殖细胞（精子）和分泌男性性激素的生殖腺。输精管道是输送精子将其排出体外的管道，包括附睾、输精管、射精管和尿道。附属腺包括前列腺、精囊腺和尿道球腺，它们的分泌物与精子共同组成精液，供给精子营养，并有利于精子的活动。外生殖器包括阴囊和阴茎（见图 6-1）。

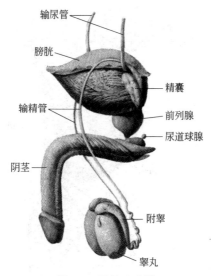

图 6-1　男性生殖器

2. 女性生殖器组成

女性生殖器，内外与男齐，
卵巢似睾丸，排卵激素泌。
卵道分三部，卵管子宫阴，
附属腺润滑，前庭大腺行。

【组成】女性生殖器也分为内生殖器和外生殖器。内生殖器包括卵巢、输卵管道和附属腺。卵巢是产生卵子和分泌女性激素的生殖腺。输卵管道包括输卵管、子宫和阴道。附属腺为前庭大腺。女性外生殖器为女阴（见图6-2）。

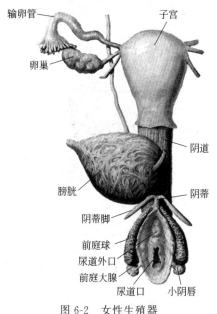

图 6-2　女性生殖器

第二节　男性生殖器

1. 睾丸

囊内矢状扁椭圆，两面两端前后缘，

白膜坚厚表面裹，后缘增厚小隔见，

睾丸小叶结构密，挤压痛因伸展限，

精曲小管小叶内，间质细胞小管间，

小管上皮生精子，间质雄性激素涎。

【睾丸的位置和形态】睾丸位于阴囊内，左、右各一。
睾丸呈扁卵圆形，表面光滑，分内侧、外侧两面，前、后
两缘和上、下两端，前缘游离，上端和后缘为附睾贴附。
血管、神经和淋巴管经后缘进睾丸。

【睾丸的结构】睾丸表面有一层坚厚的致密结缔组织
膜，称为白膜。白膜在睾丸后缘处增厚且伸入睾丸内形成
睾丸纵隔。从睾丸纵隔又发出许多小隔，呈扇形展开，将
睾丸实质分隔为许多锥形的睾丸小叶。每一个睾丸小叶内
含有盘曲的精曲小管。精曲小管接近睾丸纵隔时，变成短
而直的管道，称为精直小管，然后进入纵隔内，汇合成网
状的管道，称为睾丸网。从睾丸网发出 12～15 条睾丸输
出小管，穿出睾丸后缘上部，进入附睾头部。精曲小管的
上皮是精子发生的部位。在精曲小管之间，充填有疏松结
缔组织，其中有一种能分泌男性激素的细胞，称为间质
细胞。

2. 附睾

睾丸后上头体尾，弯曲小管盘曲内，

头部睾丸输出管，体尾附睾管续汇，

贮存精子促成熟，结核硬结好发处。

附睾紧贴睾丸的上端和后缘，为一长条状结构。可分为三部：上部膨大称为附睾头，中部扁圆称为附睾体，下端较细，称为附睾尾。

附睾头由睾丸输出小管弯曲盘绕而成，各输出小管的末端汇入一条附睾管。附睾管的末端急转向后上成输精管。

附睾为精子暂时贮存的器官，其分泌的液体除对精子供给营养外，还具有促进精子成熟的作用。

3. 输精管和射精管

> 细长肌性输精管，壁厚腔细坚实感，
> 附睾尾始阴囊内，丸索沟盆行四段。
> 膀胱后面汇精囊，射精尿道前列腺，
> 手术结扎何处寻？囊根精索细分辨。

【输精管】起于附睾尾部，参与组成精索，经腹股沟管进入盆腔，经输尿管末端前上方至膀胱的后面，在此两侧输精管接近并均膨大成输精管壶腹，壶腹的下端变细并与精囊腺排泄管合成射精管。

【射精管】由输精管壶腹末端与精囊腺排泄管汇合而成。射精管长约 2cm，从前列腺底穿入前列腺实质，末端开口于尿道的前列腺部。

4. 精索

> 精索柔软长索圆，睾丸上端腹深环，
> 被膜包裹输精管，动静淋巴神经伴。

精索是柔软的圆索状结构，由腹股沟管深环延至睾丸上端。精索的主要成分是输精管、睾丸动脉、蔓状静脉丛、神经丛和淋巴管等，其表面包有被膜。

5. 精囊

> 精囊膀底直肠间，凹凸不平长椭圆，
>
> 分泌液体组精液，两管合成射精管。

精囊又称精囊腺，位于膀胱底与直肠之间，在输精管壶腹的外侧，是一对长椭圆形的囊状器官，表面凹凸不平，内下端为排泄管，与输精管壶腹下端汇合成射精管。精囊分泌的液体组成精液的一部分。

6. 前列腺

> 膀胱颈下形似粟，上底下尖膈上毗，
>
> 内穿尿道射精管，增生肿大尿道细，
>
> 前列腺沟浅或平，直肠前壁可触及。

前列腺为不成对的实质性器官，位于膀胱与尿生殖膈之间，包绕尿道起始部。其大小和形状均似前后稍扁的栗子。上端宽大，下端尖细，体的后面紧贴直肠，正中有一浅的前列腺沟，在活体可经直肠触及前列腺和前列腺沟。患前列腺肥大症时此沟消失。

前列腺由腺组织、平滑肌和结缔组织构成，表面包有筋膜鞘。前列腺的排泄管细小，数目较多，均开口于尿道前列腺部的后壁。前列腺分泌的液体是精液的主要组成部分。

7. 阴囊

> 色素皮囊衬肉膜，分隔两腔囊中隔，
> 睾丸附睾均包容，精子发育气温和。

阴囊为一下垂的皮肤囊袋，位于阴茎根与会阴之间。阴囊的皮肤薄而柔软，生有少量阴毛，色素沉着明显。阴囊壁由皮肤和肉膜组成。肉膜是阴囊的浅筋膜，含有平滑肌纤维。平滑肌可随外界温度的变化而舒缩，以调节阴囊内的温度，有利于精子的发育和生存。在正中线上，肉膜向深部发出阴囊中隔，将阴囊腔分为左、右两部，分别容纳两侧的睾丸和附睾等。

8. 阴茎

> 头体根被筋膜皮，阴茎尿道海绵体，
> 头体相接冠状沟，连于系带附包皮。

阴茎可分为头、体和根三部分。根部为阴茎根，附着于耻骨和尿生殖膈上；体部为阴茎体，呈圆柱状，悬于耻骨联合下方；前端膨大为阴茎头，头的尖端有矢状位的尿道外口，阴茎头与体交接处有一环状沟，称阴茎颈，临床称冠状沟。

阴茎主要由两个阴茎海绵体和一个尿道海绵体构成，外面包有筋膜和皮肤。阴茎海绵体位于阴茎背侧，左、右各一，互相紧密结合，并列构成阴茎的主体。前端变细嵌入阴茎头后面的凹陷内；后端分开，形成左、右阴茎脚，附着于耻骨弓。尿道海绵体呈细长圆柱形，位于两个阴茎海绵体的腹侧，有尿道贯穿其全长，前端显著扩大成阴茎头，后端稍扩大成尿道球，位于左、右阴茎脚中间，附着于尿生殖膈下筋膜上。

　　皮肤至阴茎颈游离向前，然后向内后方折叠附于阴茎颈，形成包绕阴茎头的双层环形皱襞，称为阴茎包皮。包皮的游离缘围成包皮口。在阴茎头腹侧中线上，包皮与尿道外口相连的皮肤皱襞，称为包皮系带。做包皮环切时应注意勿伤此系带。

9. 男性尿道

> 排尿射精似两官，三部三狭二个弯，
> 前列腺部精管口，尿道括约膜部关，
> 海绵体部球部宽，球腺开口伤常见，
> 耻骨前曲可变动，耻骨下曲不改变，
> 尿道膜部内外口，三个狭窄有危险。

　　男性尿道具有排尿和排精的作用。起于膀胱的尿道内口，终于阴茎头的尿道外口。成人尿道长约 $18\sim20\mathrm{cm}$，管径平均为 $5\sim7\mathrm{mm}$，有一定的扩展性。

　　【尿道的分部】男尿道全长可分为三部，即前列腺部、膜部和海绵体部。

　　【尿道的狭窄和弯曲】男尿道管径全长粗细不一，有三个狭窄处，分别位于尿道内口、膜部和尿道外口。

　　阴茎在松软下垂时，尿道全长有两个弯曲。一为耻骨下弯，位于耻骨联合下方，凹向前上，由尿道前列腺部、膜部和海绵体部起始端共同形成，此弯曲因尿道固定而不能改变；另一个弯曲为耻骨前弯，位于耻骨联合的前下方，凹向后下，在阴茎根与体之间。如将阴茎向上提起，此弯曲即可变直。

第三节　女性生殖器

1. 卵巢

卵巢输卵管，二者称附件，
若有罹患时，两者皆受难。
上下两端前后缘，内外两面扁椭圆，
上连子宫圆韧带，固有韧带连下端，
隐居盆壁夹角处，凹凸不平时排卵，
两种激素由它生，女性周期由它管。

卵巢位于盆腔髂内、外动脉起始部之间的夹角处，为成对的实质性器官，呈扁椭圆形。卵巢可分为内侧、外侧两面，上、下两端和前、后两缘。内侧面朝向子宫，外侧面邻近骨盆侧壁。上端与输卵管末端相接触，称为输卵管端，借卵巢悬韧带与盆壁相连。下端称为子宫端，借一条由平滑肌和结缔组织构成的卵巢固有韧带连于子宫角。后缘游离，称独立缘。前缘有系膜附着，称卵巢系膜缘，并有血管、淋巴管和神经等出入。

2. 输卵管

内通子宫外腹腔，肌性管道宫两旁，

由内向外分四部，宫狭壶腹漏斗敞，

输卵管峡绝育处，壶腹受精堵狭腔。

输卵管为一对细长弯曲的肌性管道。位于子宫两侧和盆腔侧壁间，包裹在子宫阔韧带上缘内。外侧端游离，以输卵管的腹腔口开口于腹膜腔，内侧端开口于子宫腔，称输卵管子宫口，故女性腹膜腔经输卵管、子宫和阴道可与外界相通。输卵管由内侧向外侧可分为下列四部分：

（1）子宫部为贯穿子宫壁内的一段，很短，外侧续连输卵管峡，内侧端以输卵管子宫口通子宫腔。输卵管子宫口的直径约 1mm。

（2）输卵管峡短而狭窄，水平向外侧移行为输卵管壶腹部。输卵管结扎术多在此部进行。

（3）输卵管壶腹此段管腔膨大成壶腹状，约占输卵管全长的外 2/3 段，卵子通常在此部受精。若受精卵未能移入子宫，而在输卵管内发育，即成宫外孕。

（4）输卵管漏斗为输卵管的外侧段，管腔扩大成漏斗状，漏斗中央有输卵管腹腔口，与腹膜腔相通。卵细胞经腹腔口进入输卵管。漏斗的周缘为许多指状突起，称为输卵管伞，手术时常以此作为识别输卵管的标志。

3. 子宫

前邻膀胱后直肠，子宫位于正中央，

倒置梨形盆正中，前倾前屈是正常，

上下三部底体颈，梭形颈管三角腔，

上通卵管下阴道，卵管卵巢列两旁。

【子宫的形态】成年未孕子宫，呈前后略扁，倒置的梨形，分底、体、颈三部。子宫底是两侧输卵管子宫口以上圆而凸的部分；子宫颈为下端呈圆柱状部分，是癌的好发部位；子宫底与颈之间的大部分称为子宫体。子宫颈分为两部，伸入阴道内的部分，称为子宫颈阴道部；在阴道以上的部分，称为子宫颈阴道上部。子宫颈与子宫体连接的部位，稍狭细，称子宫峡，在非妊娠期，此部不明显，仅 1cm 长；在妊娠期，子宫峡逐渐伸展变长，形成子宫的下段，妊娠末期此部可延长至 7～11cm，峡壁逐渐变薄，产科常在此处进行剖腹取胎。子宫的内腔甚为狭窄，分为上、下两部。上部位于子宫体内，称为子宫腔，呈前后略扁的三角形裂隙，其基底两侧角通输卵管，尖向下通子宫颈管，下部在子宫颈内，称为子宫颈管，为梭形，其上口通子宫腔，下口通阴道，称为子宫口。

【子宫的位置】子宫位于骨盆腔的中央，在膀胱和直肠之间。成年女子，子宫的正常姿势为前倾和前屈位。前倾即整个子宫向前倾斜，子宫的长轴与阴道的长轴间形成向前开放的直角。前屈是子宫体与子宫颈之间形成一个向前开放的钝角。子宫的活动性较大，随膀胱和直肠的充盈程度而影响其位置。子宫后方为直肠，故临床上可经直肠检查子宫的位置和大小。

4. 子宫的固定装置

圆维宫前倾，骶牵颈屈宫，
主防宫下垂，子宫阔正中。

【子宫阔韧带】由前、后两层腹膜构成，呈额状位，位于子宫的两侧。子宫阔韧带可限制子宫向侧方移位。

【子宫圆韧带】是由平滑肌和结缔组织构成的一对长条形的圆索，它是维持子宫前倾位的主要结构。

【子宫主韧带】位于子宫阔韧带的基部，连于子宫颈两侧与骨盆侧壁之间，由结缔组织和平滑肌构成，其主要作用是固定子宫颈，防止子宫向下脱垂。

【子宫骶韧带】由平滑肌和结缔组织构成，起自子宫颈后面，向后绕过直肠，固定于骶骨前面。韧带表面有腹膜覆盖，形成弧形皱襞，此韧带有牵引子宫颈向后上的作用，维持子宫前倾位。

5. 阴道

> 上接子宫下前庭，上端较宽绕宫颈，
> 环形间隙阴道穹，腹腔仅隔阴道壁，
> 穿入直肠阴道凹，抽出腹腔炎性液，
> 前后略扁肌性道，导精送胎输月经。

阴道为前后略扁的肌性管道。阴道的上端宽阔，围绕子宫颈阴道部，两者间形成环状的腔隙，称为阴道穹，阴道穹可分为前、后部及侧部，以后部为最深，并与直肠子宫陷凹紧密相邻，阴道穹后部与该陷凹之间只隔以阴道后壁和一层腹膜。当直肠子宫陷凹有积液时，可经阴道穹后部穿刺或引流。阴道的下端以阴道口开口于阴道前庭。

6. 会阴

> 骨盆下口软组织，会阴广狭两认知，
> 生殖肛门两三角，结节之前划线识，
> 狭指肛门外阴间，分娩会阴易被撕。

会阴有广义和狭义之分。广义的会阴是指封闭骨盆下口的全部软组织。此区呈菱形，其境界前为耻骨联合下缘，后为尾骨尖，两侧为耻骨、坐骨和骶结节韧带。经两坐骨结节之间的连线将会阴分为前、后两部分，前部为尿生殖区（尿生殖三角），男性有尿道通过，女性有尿道和阴道穿过。后部为肛区（肛门三角），有肛管穿过。狭义的会阴是指肛门和外生殖器之间软组织。产妇分娩时，要保护此区，以免造成会阴撕裂。

复习思考题

（1）精子产生和贮存于何器官？精子产生后经何途径排出体外？

（2）精索的主要成分有哪些？

（3）男尿道有何功能？其分部及各部的位置、特点如何？有何弯曲？

（4）卵巢的功能？位于何处？卵子自卵巢产生后经何路径排出体外？

（5）输卵管位于何处？可分几部？各部特点如何？

（6）子宫位于何处？其正常方位如何？分部及固定装置如何？

第七章 循环系统

导学

(1) 掌握心血管系统和淋巴的组成，体循环和肺循环的径路。

(2) 掌握心脏的位置、外形和各腔结构，主动脉的分段和其重要分支。

(3) 掌握颈总动脉、颈内外动脉、面动脉、颞浅动脉、锁骨下动脉、腋动脉、肱动脉、桡动脉、尺动脉、股动脉、腘动脉、胫前动脉、胫后动脉、足背动脉的起始和走行位置。

(4) 掌握腹腔干三大分支、肠系膜上动脉、肠系膜下动脉、肾动脉、髂总动脉、髂外动脉走行位置，髂内动脉的起始和分布范围。

(5) 掌握上、下腔静脉，头臂静脉、颈内静脉及锁骨下静脉的组成、收纳范围和汇入，颈外静脉、头静脉、贵要静脉、肘正中静脉、大隐静脉、小隐静脉的起始、走行及汇入。

(6) 掌握肝门静脉的组成、位置、收纳范围及侧支循环。

(7) 熟悉心的传导系、心的血管分布和体表投影，心壁的构造和心包的形态结构，肺动脉干、肺动脉和肺静脉起止及所含血液成分、甲状腺上下动脉、上颌动脉和脑膜中动脉、椎动脉、胸廓内动脉、直肠上动脉、阴部内动脉、起始和分布范围；静脉角、胸廓内静脉的收纳范围，髂总静脉、肾静脉、肝静脉的起始、走行及汇入。

第一节　心血管系统

1. 心的位置

> 胸腔纵隔心包间，三分之二在左边，
> 心内注射急救时，胸骨左缘四肋间。

　　心是一个中空的肌性器官，形似前后略扁的倒置圆锥体，周围裹以心包，斜位于胸腔中纵隔内。心约 2/3 位于正中线的左侧，1/3 位于正中线的右侧，前方对向胸骨体和第 2～6 肋软骨，后方平对第 5～8 胸椎，两侧与胸膜腔和肺相邻，上方连出入心的大血管，下方邻膈。

2. 心的外形

> 倒置圆锥略微扁，尖底两面和三缘，
> 底朝后上前下尖，心尖搏动五肋间，
> 胸肋在前后膈面，左右两缘两心现，
> 冠状沟近心底处，深处房室瓣膜见，
> 室间沟于两室间，左室稍后右室前。

　　心可分为一尖、一底、两面、三缘、三沟。

心尖圆钝、游离，由左心室构成，朝向左前下方，与左胸前壁接近，位于左侧第 5 肋间隙锁骨中线内侧 1～2cm 处，体表可扪及心尖搏动。

心底朝向右后上方，主要由左心房构成。

心的胸肋面（前面），朝向前上方，大部分由右心房和右心室构成。膈面（下面），几乎呈水平位，朝向下方并略朝向后，大部分由左心室构成。

左缘（钝缘）居胸肋面与肺面之间，绝大部分由左心室构成，仅上方一小部分由左心耳参与。右缘（不明显）由右心房构成。心左、右缘形态圆钝，无明确的边缘线。心的下缘（锐缘）介于膈面与胸肋面之间，接近水平位，由右心室和心尖构成。

心表面有 3 条沟可作为 4 个心腔的表面分界。冠状沟（房室沟）呈额状位，前方被肺动脉干所中断，该沟将心房和心室分开。前室间沟和后室间沟分别在心室的胸肋面和膈面，从冠状沟至心尖的右侧，它们与室间隔的方向基本一致，是左、右心室在心表面的分界。

3. 心的体表投影

从左向右，2 3 5 6，

四点连线，形成拳头。

【左上点】在左侧第 2 肋软骨下缘，距胸骨左缘 1.2cm 处。

【右上点】在右侧第 3 肋软骨上缘。距胸骨右缘 1.0cm 处。

【左下点】在左侧第 5 肋间隙，距前正中线 7～9cm（或锁骨中线内侧 1～2cm 处），即心尖部位。

【右下点】在右侧第 6 胸肋关节处。

4. 右心房

> 右心房上三入口，上下腔和冠状窦，
>
> 迎来身心静脉血，体循终止在尽头，
>
> 房间隔上卵圆孔，出生未闭成缺口，
>
> 右心耳内疏状肌，心衰凝血易脱丢。

右心房三个入口：上、下腔静脉口和冠状窦口。其中冠状窦口位于下腔静脉口与右房室口之间。在右心房房间隔右侧面中下部有一卵圆形凹陷，名卵圆窝，为胚胎时期卵圆孔闭合后的遗迹。右心房有一个出口为右房室口，右心房的血液由此流入右心室。

5. 右心室

> 右房室口三瓣尖，导血入室回流限，
>
> 瓣膜腱索乳头肌，原是功能一整体，
>
> 右室左上反漏斗，动脉圆锥室出口，
>
> 口周瓣膜半月状，肺循始血不回头。

右心室有一个入口称右房室口，其周围附着有致密结缔组织构成的三尖瓣。三尖瓣为 3 片近似三角形的瓣叶，三尖瓣的游离缘借腱索连于乳头肌。肺动脉口周缘有 3 个彼此相连的半月形肺动脉瓣。

6. 左心房、左心室

> 左房有四静脉口，肺循血流到尽头，
> 体循开始左心室，入口是左房室口，
> 二尖腱索肌乳头，引血入内限回流，
> 左室伸出主动脉，主动脉瓣附出口。

【左心房】位于右心房的左后方，构成心底的大部。左心房有四个入口均为肺静脉口，开口处无静脉瓣，有一个出口是前下方的左房室口，左心房的血液经此口流入左心室。

【左心室】位于右心室的左后方，呈圆锥形，左室壁厚约 9~12mm，是右室壁厚度的 3 倍。左心室肉柱较右心室细小，心尖处的心壁肌最薄。左心室有一个入口为左房室口，口周围有致密结缔组织构成的二尖瓣。左心室有一个出口为主动脉口，口周围附 3 个半月形的瓣膜，称主动脉瓣。

7. 心传导系

> 窦房椭圆起搏点，上腔静脉心耳边，
> 兴奋先至左右房，同时传至房室间，
> 房室结连房室束，束支分至隔两面，
> 蒲肯野氏网纤维，心内膜下室肌连。

【窦房结】窦房结是心的正常起搏点。窦房结多呈长梭形（或半月形），位于上腔静脉与右心耳交界处的心外膜深面（见图 7-1）。

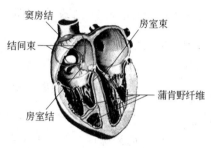

图 7-1　心传导系

【房室结】房室结是心传导系在心房与心室互相连接部位的特化心肌结构，房室结区将来自窦房结的兴奋延搁下传至心室（见图 7-1）。

【房室束】房室束，又称 His 束，起自房室结前端，房室束行于肌性室间隔上缘，以后经过室间隔膜部的后下缘分为左、右束支（见图 7-1）。

【蒲肯野（purkinje）纤维网】左、右束支的分支在心内膜下交织成心内膜下蒲肯野纤维网，与普通心肌细胞相连并使其收缩（见图 7-1）。

【心兴奋的传导过程】

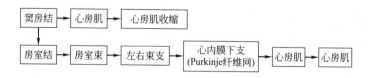

8. 心的动脉

> 左和右侧冠状脉，主脉根部发出来，
>
> 分支左右室间旋，营养分布全记载，
>
> 右冠右房右室壁，左室后壁隔后带，
>
> 窦房房室两个结，血由右侧冠状来，
>
> 左冠左房左室壁，右室前壁隔前带。

【左冠状动脉】起于主动脉起始部的左侧，向左行于左心耳与肺动脉干之间，然后分为前室间支和旋支。前室间支及其分支分布于左室前壁、心尖、右室前壁一小部分、室间隔的前 2/3 以及心传导系的右束支和左束支的前半。旋支及其分支分布于左房、左室前壁一小部分、左室侧壁、左室后壁的一部分。

【右冠状动脉】起于主动脉起始部的右侧，行于右心耳与肺动脉干之间，再沿冠状沟右行，经下缘至膈面的冠状沟内，分为后室间支和左室后支。右冠状动脉一般分布于右房、右室前壁大部分，右室侧壁和后壁的全部，左室后壁的一部分和室间隔后 1/3，窦房结和房室结。

9. 心的静脉

> 左房室后冠状沟，静脉膨大冠状窦，
>
> 大左小右中右偏，汇流右房冠窦口。

【冠状窦】位于心膈面，左心房与左心室之间的冠状沟内，注入右心房的冠状窦口。

【心的血管】

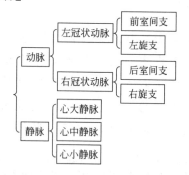

10. 心包

锥形纤维浆膜囊，包裹心脏限扩张，

外层纤维内层浆，脏壁浆膜心包腔。

【纤维心包】由坚韧的纤维性结缔组织构成，上方包裹出入心的升主动脉、肺动脉干、上腔静脉和肺静脉的根部，并与这些大血管的外膜相延续。下方与膈中心腱愈着。

【浆膜心包】位于心包囊的内层，分为脏、壁两层。壁层衬贴于纤维性心包的内面，与纤维心包紧密相贴。脏层包于心肌的表面，称心外膜。脏壁两层在出入心的大血管根部互相移行，两层之间的潜在腔隙称心包腔，内含少量浆液起润滑作用。

11. 主动脉

升到二胸肋，弓到四椎下，

降部分胸腹，四腰左右髂。

弓上三支箭，头臂干右前，

左侧颈总锁骨下，右侧颈锁干是源。

【主动脉分支示意图】

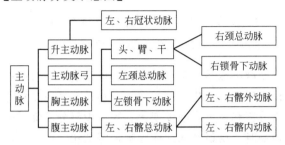

主动脉是体循环的动脉主干。主动脉由左心室发出，起始段为升主动脉，向右前上方斜行，达右侧第2胸肋关节高度移行为主动脉弓，主动脉弓凸侧从右向左发出3大分支：头臂干、左颈总动脉和左锁骨下动脉。主动脉弓弯向左后方，达第4胸椎体下缘处移行为胸主动脉，沿脊柱左侧下行逐渐转至其前方，达第12胸椎高度穿膈的主动脉裂孔，移行为腹主动脉，在腹腔内沿脊柱左前方下降，至第4腰椎体下缘处分为左、右髂总动脉。

12. 颈动脉窦

颈内动脉起始端，管壁膨大不一般，

末梢压力感受器，血压调节稳循环。

颈动脉窦是颈总动脉末端和颈内动脉起始部膨大部分。窦壁外膜较厚，其中有丰富的游离神经末梢称压力感受器。当血压增高时，窦壁扩张，刺激压力感受器，可反射性地引起心跳减慢、末梢血管扩张、血压下降。

13. 颈动脉小球

颈总动脉叉后面，椭圆小体纤维连，

测血化学感受器，调氧呼吸深和浅。

颈动脉小球是一个扁椭圆形小体，借结缔组织连于颈动脉杈的后方，为化学感受器，可感受血液中二氧化碳分压、氧分压和氢离子浓度变化。当血中氧分压降低或二氧化碳增高时，反射性地促使呼吸加深加快。

14. 颈外动脉

甲上舌与面，颌颞五支全，

上颌有要支，硬膜中动脉，

咬前弓根头，止血头和面。

【甲状腺上动脉】起于颈外动脉的起始部，行向前下方，分布于甲状腺和喉。

【舌动脉】平对舌骨大角处起自颈外动脉，行向前内方，分布于舌。

【面动脉】约平下颌角起始于颈外动脉，向前经下颌下腺深面，于咬肌前缘绕过下颌骨下缘至面部，沿口角及鼻翼外侧，可以迂曲上行到内眦，改名内眦动脉。面动脉分支分布于下颌下腺、腭扁桃体和面部等。面动脉在咬肌前缘绕下颌骨下缘处位置表浅，在活体可摸到动脉搏动。

当面部出血时，可在该处压迫止血。

【颞浅动脉】为颈外动脉终支之一，在外耳门前方上行，越颧弓根至颞部皮下，分支分布于腮腺和额、颞、顶部软组织。在活体外耳门前上方颧弓根部可摸到颞浅动脉搏动，可在此处进行压迫止血。

【上颌动脉】为颈外动脉另一终支，经下颌支深面入颞下窝，其中分布于硬脑膜者称脑膜中动脉，向上穿棘孔入颅腔，分前、后两支，紧贴颅骨内面走行，分布于颅骨和硬脑膜。前支经过颅骨翼点内面，颞部骨折时易受损伤，引起硬膜外血肿。

【头颈部动脉分支示意图】

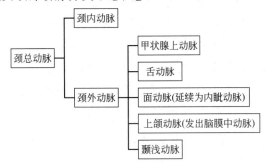

15. 锁骨下动脉

> 锁骨后方 1 肋上，主干压迫止血棒，
> 椎脉横突入颅腔，向下胸廓内胸旁，
> 甲状颈干椎脉边，甲状腺下动脉源。

锁骨下动脉左侧起于主动脉弓，右侧起自头臂干，从胸锁关节后方斜向外至颈根部，呈弓状经胸膜顶前方，穿

斜角肌间隙，至第1肋外缘延续为腋动脉。腋动脉是上肢的动脉主干。锁骨下动脉的主要分支有：

【椎动脉】在前斜角肌内侧起始，向上穿第6～1颈椎横突孔，经枕骨大孔入颅腔，分支分布于脑和脊髓。

【胸廓内动脉】在椎动脉起点的相对侧发出，向下入胸腔，沿第1～6肋软骨后面下降，分支分布于胸前壁、心包、膈和乳房等处。其较大的终支称腹壁上动脉，穿膈进入腹直肌鞘，在腹直肌鞘深面下行，分支营养该肌和腹膜。

16. 上肢的动脉

> 1肋外缘大圆下，腋脉臂丛三束夹，
> 肱二头肌内侧缘，肱脉止血肱骨边。
> 桡尺两脉肘中分，浅深两弓掌中现。
> 浅弓源头主为尺，吻合桡动掌支浅。
> 尺桡吻合两个弓，深弓尺深桡终连。
> 深浅两弓血连片，止血还需腕两边。

【腋动脉】行于腋窝深部，至大圆肌下缘移行为肱动脉。

【肱动脉】沿肱二头肌内侧下行至肘窝，平桡骨颈高度分为桡动脉和尺动脉。

【桡动脉】桡动脉下段仅被皮肤和筋膜遮盖，是西医临床触摸脉搏及中医临床切脉的部位。

【尺动脉】在尺侧腕屈肌与指浅屈肌之间下行，经豌豆骨桡侧至手掌，与桡动脉掌浅支吻合成掌深弓。尺动脉在行程中除发出分支至前臂尺侧诸肌和肘关节网外，主要分支有：①骨间总动脉，分为骨间前动脉和骨间后动脉，分别沿前臂骨间膜前、后面下降，沿途分支至前臂肌和尺、桡骨。②掌深支，穿小鱼际至掌深部，与桡动脉末端吻合形成掌深弓。

【掌浅弓】由尺动脉末端与桡动脉掌浅支吻合而成，位于掌腱膜深面，从掌浅弓发出 3 支指掌侧总动脉和 1 支小指尺掌侧动脉。指掌侧总动脉行至掌指关节附近，每支再分为 2 支指掌侧固有动脉，分别分布到第 2～5 指相对缘；小指尺掌侧动脉分布于小指掌面尺侧缘。

【掌深弓】由桡动脉末端和尺动脉的掌深支吻合而成，位于屈指肌腱深面，弓的凸缘在掌浅弓近侧，约平腕掌关节高度。由弓发出 3 支掌心动脉，行至掌指关节附近，分别注入相应的指掌侧总动脉。

【上肢动脉分支示意图】

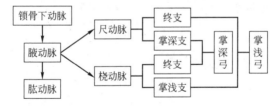

17. 腹部的动脉

系膜上下腹腔干，肾上腺肾和睾丸。

腹部的动脉主干是腹主动脉，其分支亦有壁支和脏支之分，壁支主要有 4 对腰动脉。脏支分成对脏支和不成对脏支两种。

【肾上腺中动脉】分布到肾上腺。

【肾动脉】经肾门入肾。平第二腰椎高度处自腹主动脉发出，右肾动脉比左肾动脉长，经下腔静脉后方至右肾门。

【睾丸动脉或卵巢动脉】细而长，在肾动脉起始处稍下方由腹主动脉前壁发出沿腰大肌前面斜向外下方走行，穿入腹股沟管，参与精索组成，分布至睾丸和附睾，故又称精索内动脉。在女性则为卵巢动脉，经卵巢悬韧带下行入盆腔，分布于卵巢和输卵管壶腹部。

【腹腔干】为一粗短的动脉干，在主动脉裂孔稍下方起自腹主动脉前壁，迅即分为胃左动脉、肝总动脉和脾动脉。

【肠系膜上动脉】腹腔干稍下方，约平第 1 腰椎高度起自腹主动脉前壁。

【肠系膜下动脉】约平第 3 腰椎高度起于腹主动脉前壁，分支分布于降结肠、乙状结肠和直肠上部。

【腹主动脉脏支及分支营养示意图】

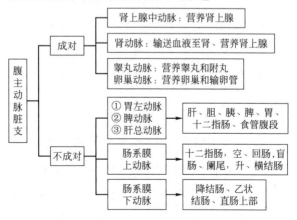

18. 髂内动脉

> 闭孔臀上和臀下，直肠子宫阴三叉。

闭孔动脉、臀上动脉和臀下动脉是髂内动脉的三个壁支。

【子宫动脉】子宫动脉分支营养子宫、阴道、输卵管和卵巢，并与卵巢动脉吻合。

【阴部内动脉】发出肛动脉、会阴动脉、阴茎（蒂）动脉等支，分布于肛门、会阴部和外生殖器。

【直肠下动脉】分布到直肠下部、肛管、前列腺（阴道）等处，并与直肠上动脉和肛动脉吻合。

19. 髂外动脉

> 髂外耻前股沟中，压迫止血力不松。

髂外动脉沿腰大肌内侧缘下降，经腹股沟韧带中点深面至股前部，移行为股动脉。髂外动脉在腹股沟韧带稍上方发出腹壁下动脉，进入腹直肌鞘，分布到腹直肌并与腹壁上动脉吻合。髂外动脉直接延续为股动脉，股动脉是下肢动脉的主干。

【盆部动脉的分支及营养示意图】

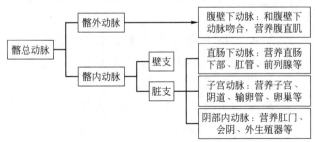

20. 下肢的动脉

股动脉和腘动脉，股三角内腘窝埋，
胫前后自腘下角，足背足底内外脉，
足背触脉伸腱外，足底止血在内踝。

【股动脉】在股三角内下行，经收肌管，出收肌腱裂孔至腘窝，移行为腘动脉。

【腘动脉】在腘窝深部下行，至腘肌下缘，分为胫前动脉和胫后动脉。

【胫前动脉】由腘动脉发出后，穿小腿骨间膜至小腿前面，在小腿前群肌之间下行，至踝关节前方移行为足背动脉。

【胫后动脉】沿小腿后面浅、深屈肌之间下行，经内踝后方转至足底，分为足底内侧动脉和足底外侧动脉两终支。

【下肢动脉示意图】

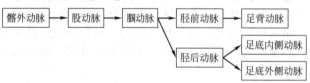

21. 头颈部静脉

颞浅上颌下颌后，腮下前后两分流，
前支汇面入颈内，后随颈外锁下走。
面静无瓣易返流，眼上眼下海绵窦，
危险三角血倒流，毒经眶内颅内游。

【颈内静脉】于颈静脉孔处续于乙状窦，在颈动脉鞘内沿颈内动脉和颈总动脉外侧下行，至胸锁关节后方与锁骨下静脉汇合成头臂静脉。颈内静脉包括颅内属支和颅外属支。颅内属支收集颅骨、脑膜、脑、泪器和前庭蜗器等处的静脉血（详见"神经系统"）。颅外属支包括面静脉、下颌后静脉、舌静脉和甲状腺上静脉等，收集头面部和颈部的静脉血。

【面静脉】位置表浅。起自内眦静脉，在面动脉的后方下行。面静脉缺乏静脉瓣，因此，面部发生化脓性感染时，若处理不当（如挤压等），可导致颅内感染。故将鼻根至两侧口角的三角区称为"危险三角"。

【下颌后静脉】由颞浅静脉和上颌静脉在腮腺内汇合而成。上颌静脉起自翼静脉丛。下颌后静脉下行至腮腺下端处分为前、后两支，前支入面静脉，后支与耳后静脉和枕静脉汇合成颈外静脉。

【颈外静脉】由下颌后静脉的后支与耳后静脉和枕静脉在下颌角处汇合而成，沿胸锁乳突肌表面下行，在锁骨上方穿深筋膜，注入锁骨下静脉或静脉角。颈外静脉主要收集头皮和面部的静脉血。

【头颈部静脉回流示意图】

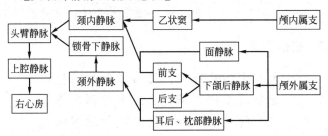

22. 上肢静脉

外头内贵，源于手背，

肘横正中，腋肱深归。

【头静脉】起自手背静脉网的桡侧，沿前臂下部的桡侧、前臂上部和肘部的前面以及肱二头肌外侧沟上行，再经三角肌与胸大肌间沟，穿深筋膜注入腋静脉或锁骨下静脉。头静脉在肘窝处通过肘正中静脉与贵要静脉交通。头静脉收集手和前臂桡侧浅层结构的静脉血。

【贵要静脉】起自手背静脉网的尺侧，沿前臂尺侧上行，于肘部转至前面，在肘窝处接受肘正中静脉血，再经肱二头肌内侧沟行至臂中部，穿深筋膜注入肱静脉，或伴肱静脉上行，注入腋静脉。贵要静脉收集手和前臂尺侧浅层结构的静脉血。

【肘正中静脉】变异较多，通常在肘窝处连接头静脉和贵要静脉。

【上肢静脉回流示意图】

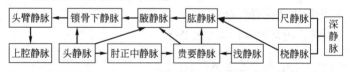

23. 胸部静脉

上腔平四后有奇，源右腰升腹后壁，

沿椎右上绕肺根，左纳半奇副半奇，

回收何处静脉血？食支气管肋间隙。

【奇静脉】起自右腰升静脉，沿食管后方和胸主动脉右侧上行，至第4胸椎体高度向前勾绕右肺根上方，注入上腔静脉。

【胸部静脉回流示意图】

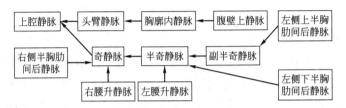

【上腔静脉系回流示意图】

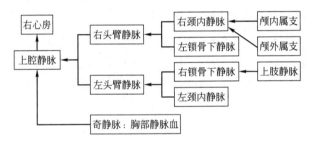

24. 小隐静脉

足背静脉弓外缘，外踝后入小腿后，
腘窝下角穿筋膜，注入深部腘静脉。

小隐静脉起自足背静脉弓外侧，经外踝后方，沿小腿后面上行，至腘窝下角处穿深筋膜，再经腓肠肌两头之间上行，注入腘静脉。小隐静脉收集足外侧部和小腿后部浅层结构的静脉血。

25. 大隐静脉

> 足背静脉弓内缘，大隐静脉内踝前，
>
> 小腿大腿前内面，入股结节下外边。

大隐静脉是全身最长的静脉。在足内侧缘起自足背静脉弓，经内踝前方，沿小腿内面、膝关节内后方、大腿内侧面上行，注入股静脉。大隐静脉在注入股静脉之前接受股内侧浅静脉、股外侧浅静脉、阴部外静脉、腹壁浅静脉和旋髂浅静脉等5条属支。大隐静脉收集足、小腿和大腿的内侧部以及大腿前部浅层结构的静脉血。

【下肢静脉系回流示意图】

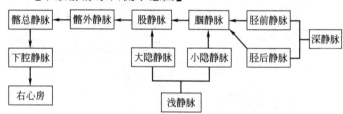

26. 门静脉

> 肠系膜上下和脾，胃左胃右和附脐，
>
> 门静脉长6、8厘，入肝再汇血窦里，
>
> 门腔吻合有三处，食管直肠和附脐。

（1）肝门静脉的属支包括肠系膜上静脉、脾静脉、肠系膜下静脉、胃左静脉、附脐静脉等，多与同名动脉伴行。

（2）肝门静脉系的侧支循环途径

① 通过食管静脉丛

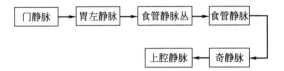

如果食管静脉丛破裂，会引起呕血。

② 通过直肠静脉丛

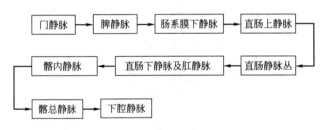

如果直肠静脉丛破裂，会引起便血。

【下腔静脉系回流示意图】

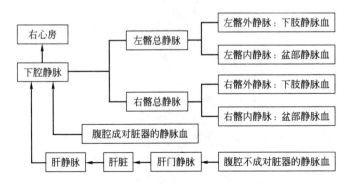

第二节　淋巴系统

1. 淋巴系统的组成和功能

> 淋巴系统三部分，管道组织和器官，
> 毛细淋巴淋巴干，管道四级大导管，
> 滤过淋巴产抗体，免疫防御抵外敌。

【组成】淋巴系统由淋巴管道、淋巴组织和淋巴器官

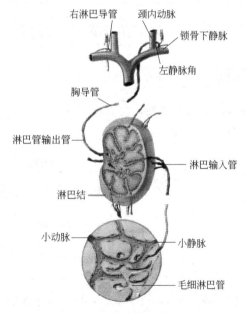

图 7-2　淋巴循环模式

组成。

【淋巴管道】包括毛细淋巴管、淋巴管、淋巴干和淋巴导管。淋巴管注入淋巴结，由淋巴结发出的淋巴管汇合成淋巴干。淋巴干包括腰干、支气管纵隔干、锁骨下干、颈干各 2 条和 1 条肠干，共 9 条。淋巴导管：淋巴干汇合成两条淋巴导管，即胸导管和右淋巴导管，分别注入左、右静脉角（见图 7-2）。

【淋巴系统组成示意图】

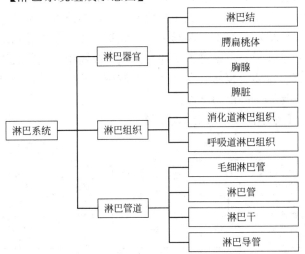

2. 乳糜池

> 导管起始膨大部，位在腰一腹后壁，
> 下肢盆腹脏淋巴，两腰一肠汇乳糜。

乳糜池是胸导管起始处的膨大部，常位于第 1 腰椎体的前方，由肠干和左、右腰干汇合成。

3. 胸导管

> 导管跨胸路径遥，腹起糜池在1腰，
> 动脉裂孔穿膈肌，脊柱前方右左摇，
> 颈根左侧纳三干，弓入左侧静脉角。

胸导管是全身最大的淋巴管，起自乳糜池，经主动脉裂孔进入胸腔，沿脊柱左前方上行，经胸廓上口至颈部，然后注入左静脉角。乳糜池位于第1腰椎前方，呈梭状膨大，接受左、右腰干和肠干。胸导管在注入左静脉角前还接受左颈干、左锁骨下干和左支气管纵隔干。胸导管引流下肢、盆部、腹部、左上肢、左胸部和左头颈部的淋巴，即全身3/4部位的淋巴。

【胸导管收集淋巴示意图】

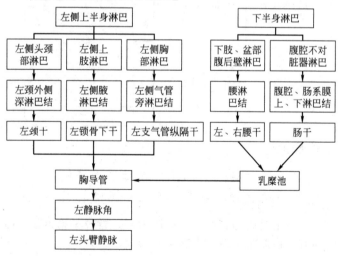

4. 头颈部的淋巴结

> 下颌下腺淋巴结，口腔颌面淋巴液，
>
> 汇入颈外深结处，颌面感染结肿现。

【下颌下淋巴结】位于下颌下腺的附近和下颌下腺实质内，引流面部和口腔器官的淋巴。

【颈外侧浅淋巴结】沿颈外侧静脉排列，引流颈外侧浅层结构的淋巴，并收纳枕部、耳后和颈浅部淋巴管，其输出淋巴管注入颈外侧深淋巴结。

5. 颈外侧深淋巴结

> 颈外深结群，颈内静脉列，
>
> 鼻咽腭扁桃，舌根淋巴液，
>
> 下群锁骨上，胃癌易转移，
>
> 颈干输出管，收纳头面颈。

颈外侧深淋巴结主要沿颈内静脉排列，分为上、下两群。上群淋巴结主要沿颈外静脉上段排列。引流鼻咽部、腭扁桃体和舌根的淋巴。鼻咽癌和舌根癌常首先转移至该淋巴结。此群淋巴结的输出淋巴管注入下群淋巴结或颈干。下群淋巴结主要沿颈内静脉下段排列。沿颈横血管分布的淋巴结称锁骨上淋巴结，患胸、腹、盆部的肿瘤，尤其是食管腹段癌和胃癌时，癌细胞栓子经胸导管转移至该淋巴结，常可在胸锁乳突肌后缘与锁骨上缘形成的夹角处触摸到肿大的淋巴结。下群淋巴结引流颈根部、胸壁上部和乳房上部的淋巴，其输出淋巴管合成颈干，左侧注入胸导管，右侧注入右淋巴导管。

6. 上肢的淋巴结

腋窝淋巴结，按位分5群，

上肢胸壁处，乳房深浅管，

收集淋巴液，锁下淋巴干，

右入右导管，左入胸导管。

上肢浅、深淋巴管分别与浅静脉和深血管伴行，直接或间接注入腋淋巴结。腋淋巴结位于腋窝疏松结缔组织内，沿血管排列，按位置分为5群。腋淋巴结接受上肢、胸壁和乳房的浅、深淋巴管。其输出淋巴管合成锁骨下干，左侧注入胸导管，右侧注入右淋巴导管。

7. 胸部的淋巴结

支气管肺肺门处，气管支气管汇入，

气管旁淋巴结出，支气管纵隔干入。

胸部淋巴结位于胸壁内和胸腔器官周围。支气管肺淋巴结位于肺门处，又称肺门淋巴结，其输出淋巴管注入气管支气管淋巴结。气管支气管淋巴结分为上、下两群，分别位于气管权的上、下方，输出淋巴管注入气管旁淋巴结。气管旁淋巴结沿气管排列。气管旁淋巴结的输出淋巴管汇合成支气管纵隔干。左侧注入胸导管，右侧注入右淋巴导管。

8. 下肢的淋巴结

腹股沟浅淋巴结，腹壁外器下肢浅，

腹股沟深淋巴结，腹股沟浅下肢深，

输出管入髂外结，髂外髂内汇总结。

【腹股沟浅淋巴结】位于腹股沟韧带下方，分上、下两群。上群与腹股沟韧带平行排列，引流腹前外侧壁下部、臀部、会阴和子宫底的淋巴。下群沿大隐静脉末端分布，收纳除足外侧缘和小腿后外侧部之外的下肢浅淋巴管。腹股沟浅淋巴结的输出淋巴管注入腹股沟深淋巴结。

【腹股沟深淋巴结】位于股静脉周围，引流大腿深部结构和会阴的淋巴，收纳腹股沟浅淋巴结的输出淋巴管，其输出淋巴管注入髂外淋巴结。

9. 右淋巴导管

右侧导管比较短，入右角前纳三干。

右淋巴导管长 1～1.5cm，由右颈干、右锁骨下干和右支气管纵隔干汇合而成，注入右静脉角。右淋巴导管引流右上肢、右胸部和右头颈部的淋巴，即全身 1/4 部位的淋巴。右淋巴导管与胸导管之间存在着交通。

【右淋巴导管收集淋巴示意图】

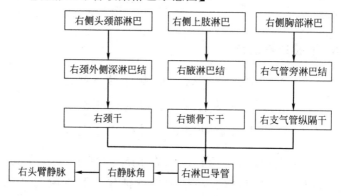

10. 脾

> 9～11 肋恰对脾，正常弓下不可及，
>
> 膈面隆凸脏面门，上缘前部脾切迹。

【脾的位置】脾位于左季肋部，胃底与隐之间，第9～11 肋的深面，长轴与第 10 肋一致。正常时在左肋弓下触不到脾。脾的位置可随呼吸和体位不同而变化。脾呈暗红色，质软而脆。

【脾的形态】脾可分为膈、脏两面，前、后两端和上、下两缘。膈面光滑隆凸，对向膈。脏面凹陷，中央处有脾门，是血管、神经和淋巴管出入之处。在脏面，脾与胃底、左肾、左肾上腺、胰尾和结肠左曲相毗邻。前端较宽，朝向前外方，达腋中线。后端钝圆，朝向后内方，距离正中线 4～5cm。上缘较锐，朝向前上方，前部有 2～3 个脾切迹。脾肿大时，脾切迹是触诊脾的标志。下缘较钝，朝向后下方（见图7-3）。

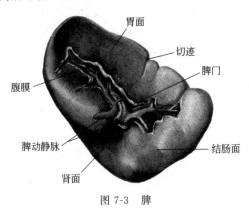

图 7-3 脾

复习思考题

（1）肺循环（小循环）和体循环（大循环）的途径如何？有何特点？

（2）试述心传导系的组成、位置及作用。

（3）叙述心各腔的出入口的名称、瓣膜和有关结构。

（4）腹主动脉有哪些主要的脏支？它们主要分布到何处？

（5）试述门静脉的组成，位置及收集范围。

（6）当门静脉高压时，门静脉血流经食管静脉丛回流右心房的循环途径如何？

（7）如经股动脉插一导管，此导管需经哪些动脉才能进入右冠状动脉？

（8）淋巴管道可分为几部分？毛细淋巴管和淋巴管各

有何特点？

（9）胸导管的起止、走行，及其收纳的淋巴干如何？

（10）一胃癌患者，后发现左锁骨上淋巴结肿大，怀疑是胃癌转移，箭头表示其转移途径。

第八章　内分泌系统

导学

（1）掌握内分泌器官甲状腺、甲状旁腺、肾上腺、垂体、松果体、胸腺的名称、位置和形态。掌握甲状腺的功能。

（2）熟悉内分泌腺的结构特点和功能。

（3）了解甲状旁腺、肾上腺、垂体、松果体、胸腺的功能。

1. 内分泌系统概述

　　　　内分泌腺无导管，器官可以独立见，
　　　　组织散在它脏间，激素进入毛细管，
　　　　寻找作用的靶点，调节生育与代谢，
　　　　维持平衡保康健。

【内分泌系统的组成和功能】内分泌系统是由内分泌器官和内分泌腺组成的。内分泌系统是人体神经系统之外另一个调节系统——体液调节系统，内分泌腺分泌的激素进入毛细血管或毛细淋巴管，参与血液循环，作用于靶器官、靶组织和靶细胞，调节新陈代谢、生长发育和生殖活动，维持机体内环境的稳态。

【内分泌腺的结构特点】内分泌腺是无导管腺，间质中有丰富的毛血管，腺细胞中内质网和高尔基体发达，含内分泌颗粒。内分泌腺的功能是合成分泌激素。

【内分泌腺器官】独立的器官，肉眼可以观察到。如甲状腺、甲状旁腺、肾上腺、垂体、松果体、胸腺等。

【内分泌腺组织】是内分泌细胞团，分布在其他器官内，显微镜下可见。如胰腺的胰岛，睾丸间质细胞等。

2. 甲状腺

> 左右两叶峡连接，峡上又有锥状叶，
> 分泌含碘甲状素，促进发育和代谢。

【位置】甲状腺左、右叶贴于喉的下部和气管上部的两侧，上达甲状软骨中部，下至第6气管软骨环。甲状腺峡多位于第2～4气管软骨环的前方。临床上气管切开时，应避开峡部（见图8-1）。

【形态】呈"H"形，分左、右叶及中间的甲状腺峡。有时自峡部向上伸出一锥状叶，长短不一，最长者可达舌骨。

【功能】分泌含碘的甲状腺素，促进机体的新陈代谢，维持机体正常生长发育，尤其对于骨骼和神经系统的发育十分重要。

3. 甲状旁腺

> 四颗小体绿豆般，甲状侧叶见后缘，
> 分泌甲状旁腺素，调节平衡血中钙。

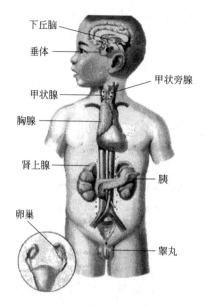

图 8-1　全身内分泌腺

【位置与形态】呈扁椭圆，形似绿豆大小的棕黄色小腺体，一般有上下两对，贴附于甲状腺左右叶后面或埋在甲状腺组织中，上一对甲状旁腺在甲状腺侧叶后缘中部结缔组织中，下一对甲状旁腺位于甲状腺侧叶后缘下端的甲状腺下动脉附近。（见图 8-1）。

【功能】分泌甲状旁腺素，主要调节钙磷的代谢，维持血钙平衡。

4. 肾上腺

肾上腺于肾上端，左似半月右三角，

皮质髓质分两层，激素分泌各不同。

【位置与形态】呈黄色，左右各一，位于两肾上端的内上方，腹膜之后。左肾上腺近似半月形，右肾上腺呈三角形（见图8-1）。

【结构与功能】肾上腺由外层的皮质和内层的髓质两部分构成。皮质和髓质分泌不同的激素。皮质分泌盐皮质激素、糖皮质激素和性激素，髓质分泌肾上腺素和去甲肾上腺素。该种分泌属于应急性的，主要功能是对心血管系统和内脏平滑肌起作用，如能使心跳加快，心肌收缩力加强，小动脉收缩，维持血压和调节内脏平滑肌活动。

5. 垂体

垂体窝，连于脑，腺垂体，是主导，
后垂体，下丘脑，神经分泌是新道。

【位置与形态】呈椭圆形，不成对，位于颅中窝的垂体窝内，借漏斗连于下丘脑（见图8-1）。

【结构与功能】根据发生和结构分为腺垂体和神经垂体。腺垂体可分泌的激素有：生长激素、催乳素、黑色细胞刺激素、促甲状腺激素、促肾上腺皮质激素、卵泡刺激素和黄体生长素。这些激素不但与身体骨骼和软组织的生长有关，且影响其他内分泌腺的功能。神经垂体主要储存下丘脑视上核和室旁核产生的抗利尿激素（加压素）和催产素。

6. 松果体

丘上观松果，椭圆独一个，

幼年时发达，7 岁渐萎缩，

分泌褪黑素，成年钙沉着，

幼时若生病，早熟或过度。

【位置与形态】位于背侧丘脑的后上方，为椭圆形的小体，色淡红，儿童较发达，通常 7 岁后萎缩。随年龄增长，松果体内结缔组织增加，钙盐沉积，X 线照片可见到。

【功能】分泌的激素可抑制性成熟。在小儿时期，松果体如发生病变，可出现早熟或生殖器官过度发育。

7. 胸腺

锥体形分左右叶，成人脂肪来替代。

【位置与形态】位于胸腔上纵隔的前部，胸骨柄的后方，有时可向上突入颈根部。呈锥体形，分为大小不等的左右叶，两叶借结缔组织相连。新生儿时期相对体积最大，10～15g，随年龄增长继续发育，至青春期后逐渐退化、萎缩，成人胸腺组织多被脂肪组织代替（见图 8-1）。

【功能】胸腺也是个淋巴器官，兼有内分泌功能，主要产生 T 淋巴细胞及分泌胸腺素，参与细胞免疫功能。

复习思考题

（1）内分泌器官有哪些？其位置和形态如何？

（2）甲状腺素有何功能？

第九章 感觉器

导学

（1）掌握眼球的主要形态结构，前庭蜗器的组成，中耳、内耳的位置、组成、分部及主要形态结构；

（2）熟悉感觉器的概念，房水的产生和循环途径，鼓膜；

（3）了解结膜、泪器、眼外肌，耳郭和咽鼓管，感觉器的组成及其基本功能。

感觉器概述

> 感受器分内外位，接受刺激生兴奋，
>
> 结合副器成感官，眼感光来耳位听。

【系统概述】感觉器 sensory organs 由感受器及其附属器构成。感受器是机体接受内、外环境各种刺激的结构。感受器种类繁多，有的感受器结构简单，如接受痛觉的感受器，仅为游离神经末梢。有些感受器则极为复杂，称为特殊感受器，除神经末梢外，还有复杂的附属器，如视器，前庭蜗器。

感受器的功能是接受刺激，并将刺激转为神经冲动，该冲动经过感觉神经和中枢神经系的传导通路，传导至大脑皮质，从而产生相应的感觉。根据感受器的部位和接受刺激的来源，把感受器分为三类：①外感受器分布在皮肤、嗅黏膜、味蕾、视器和前庭蜗器等处，接受来自外界环境的刺激，如触、压、痛、温度、光、声、嗅、味等刺激。②内感受器分布在内脏和血管等处，接受来自内脏和血管的刺激，如压力、渗透压、温度和化合物浓度等刺激。③本体感受器分布在肌肉、肌腱、关节和前庭器等处，接受运动和平衡时产生的刺激。

第一节　视　器

1. 视器概述

> 视器即是眼，眼球副器连，
> 眼球壁三层，内容房晶玻，
> 睑结泪外肌，协调靠副器。

【视器概述】视器即眼，是人体重要的感觉器官，位于眶内，能感受光波的刺激，将光波的刺激转化为神经冲动，经视觉传导通路传到大脑皮质视觉中枢产生视觉。它由眼球及眼副器两部分组成。眼球壁由外向内依次为眼球纤维膜、眼球血管膜和视网膜三层构成。眼球内容物包括房水、晶状体和玻璃体。眼附属结构包括眼睑、结膜、泪器、眼外肌等，对眼球起支持、保护、运动等作用。

2. 眼球壁

> 球壁三层内中外，角膜透明巩膜白，

中膜棕黑富血管，名称又分虹睫脉，

内膜又叫视网膜，组织结构层次多，

锥杆双极节细胞，视锥强光视杆弱。

【形态结构】眼球壁由外向内可依次为眼球纤维膜、眼球血管膜和视网膜三层。

(1) 眼球纤维膜为眼球壁的外层，由致密结缔组织构成，有保护和维持眼球形状的作用。可分为角膜和巩膜两部分。

① 角膜占眼球纤维膜的前 1/6，无色透明，曲度较大，有折光作用。角膜无血管，但有大量的神经末梢，感觉极为敏锐（见图 9-1）。

② 巩膜占眼球纤维膜的后 5/6，为白色不透明的纤维膜，厚而坚韧，有保护眼球内容物的作用。巩膜与角膜相接处的深面有一环形的巩膜静脉窦，是房水循环的通道。巩膜的后方有视神经穿出，并与视神经的鞘膜相延续（见图 9-1）。

(2) 眼球血管膜在眼球纤维膜的内面，含有大量的血管和色素细胞。从前向后可分为虹膜、睫状体和脉络膜三部分。

① 虹膜位于眼球血管膜的最前部，呈圆盘状，中央有一孔，为瞳孔。瞳孔可根据光线的强弱缩小和开大。它们受虹膜内有两种平滑肌控制，一为瞳孔括约肌，围绕瞳孔周缘，收缩时瞳孔缩小，减少强光的刺激，受副交感神经支配。另一为瞳孔开大肌，呈放射状排列，收缩时使瞳孔开大，让更多的光线通过，受交感神经支配。

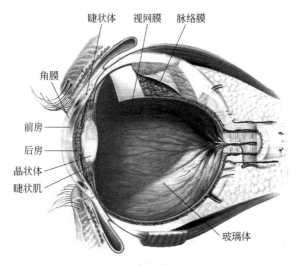

图 9-1　视器

② 睫状体是眼球血管膜的环形增厚部分，在虹膜的后方，由睫状体发出睫状小带，与晶状体相连。睫状体内有平滑肌，称睫状肌，受副交感神经支配。睫状肌通过调节晶状体的厚度来调节视力。睫状肌收缩，睫状小带松弛，晶状体变厚，视近物；睫状肌松弛，睫状小带拉紧，晶状体变薄，视远物（见图 9-1）。

③ 脉络膜占眼球血管膜的后 2/3。含丰富的色素细胞和血管，有营养眼球内组织并吸收眼内分散光线的作用（见图 9-1）。

（3）视网膜在眼球血管膜的内面。由前向后可分为虹膜部、睫状体部和视部三部分。虹膜部和睫状体部无感光作用，为视网膜的盲部。视部位于脉络膜的内面，有感光作用。

视网膜视部的组织结构：分内、外两层，外层为色素上皮层，紧贴脉络膜，内层为神经细胞层。有三层神经细胞构成，由外向内依次为：

① 感光细胞层：视杆细胞和视锥细胞，它们为光线的感受器，可把光线的刺激转化为神经冲动，传至双极细胞。

② 双极细胞层：接受感光细胞层的冲动，并传至视神经节细胞层。

③ 视神经节细胞层：接受双极细胞的冲动，其轴突向视神经盘处集中，穿过脉络膜和巩膜构成视神经，向后穿视神经管入颅腔，传导视觉冲动。

3. 眼底

颜色橘红真鲜艳，乳头中凹像圆盘，

乳头缺乏视细胞，正常生理是盲点，

乳头颞侧三点五，视觉灵敏中央凹。

眼底位于视网膜的后部，眼科称眼底。眼底的圆形隆起，称为视神经盘，是视网膜神经节细胞轴突汇聚而成，是视神经的起始部，并有视网膜中央血管出入。此处无感光能力，故称生理盲点。在视神经盘的外侧约 3.5mm 处，有一黄色小区，称为黄斑，黄斑的中央凹陷称中央凹，是感光最敏锐的地方。

4. 房水

房水来自睫状体，后房前房必经路，

前房角入静脉窦，稳压折光养眼球。

房水是由睫状体产生的无色、透明的液体，充满眼房内。眼房是眼球内角膜和晶状体之间的空隙，被虹膜分为前后两部，位于虹膜前的为眼球前房，位于虹膜后的称眼球后房，二者通过瞳孔相通。

房水由睫状体产生自眼后房经瞳孔到达眼前房，然后经虹膜角膜角隙入巩膜静脉窦，最后汇入眼静脉。此过程为房水循环，房水循环障碍，眼内压升高，可发生青光眼。

房水具有屈光、营养角膜和晶状体、维持眼内压的作用。

5. 晶状体

晶状体，凸透镜，

透明屈光有弹性。

晶状体位于虹膜和玻璃体之间，双凸、后面较前面凸，透明而富有弹性，无血管和神经，具有屈光作用。晶状体借睫状小带与睫状体相连，睫状肌收缩，睫状小带松弛，晶状体变厚，视近物；睫状肌松弛，睫状小带拉紧，晶状体变薄，视远物（见图 9-1）。晶状体若因疾病或创伤而变混浊，称之为白内障。

6. 玻璃体

透明屈光胶状体，网膜靠它来撑起。

玻璃体是无色透明的胶状体，充满晶状体和视网膜之间（见图 9-1）。具有屈光作用，还有支撑视网膜的作用。若玻璃体浑浊，可导致不同程度的视力障碍。若玻璃体支撑作用减弱，可导致视网膜剥离。

7. 眼睑

上下睑间为睑裂，裂的两眦分内外。

眼睑俗称眼皮，位于眼球的前方，有保护眼球，避免异物、尘埃、强光等对眼球的伤害。可分为上睑和下睑，上、下睑之间的裂隙称为睑裂，睑裂的外侧端称外眦较锐利；内侧端称内眦，呈钝圆。上、下睑的前缘有睫毛，睫毛的根部有睫毛腺。此腺的急性炎症即为麦粒肿。

眼睑自外向内由皮肤、皮下组织、肌层、睑板和结膜构成。眼睑的皮肤细薄，皮下组织疏松，肌层主要为眼轮匝肌和上睑提肌。睑板由致密结缔组织构成，呈半月形，分上睑板和下睑板。睑板内有许多睑板腺与睑缘成垂直排列，并开口于睑缘。睑板腺分泌物有润滑睑缘和防止泪液外流的作用。当睑板腺阻塞时，可形成睑板腺囊肿，亦称霰粒肿。

8. 结膜

透明黏膜贴睑球，穹窿成于睑闭合。

结膜是一层薄而透明的黏膜，覆盖在眼睑的后面与眼球的前面。按其所在可以分为睑结膜、球结膜和结膜穹窿三部分。结膜穹分为结膜上穹和结膜下穹，当上、下睑闭合时，整个结膜围成囊状腔隙称结膜囊。睁眼时，结膜囊通过睑裂与外界相通。

9. 泪器

> 腺于眼眶外上方，泪液冲洗结膜囊，
> 进入泪点泪小管，泪囊泪管到体外。

泪器由泪腺和泪道构成。

（1）泪腺位于眼眶的外上方，其排泄小管开口于结膜上穹。泪腺分泌的泪液具有冲洗结膜囊内的异物、保护角膜的湿润以及抑制细菌繁殖等作用。

（2）泪道由泪点、泪小管、泪囊和鼻泪管组成。泪点为上、下睑缘的内侧端的中央有孔的乳头样隆起，是泪小管的入口，泪小管连接泪点与泪囊，泪囊为一膜性囊，位于泪囊窝内，下续鼻泪管。鼻泪管开口于下鼻道。

泪腺分泌泪液通过泪腺的排泄小管经结膜上穹窿到达泪点，在经过上泪小管和下泪小管到达泪囊，通过鼻泪管到达下鼻道。

10. 眼球外肌

> 直肌顺向斜逆向，内外直肌最如常，
> 上下直肌顺偏内，上下斜肌逆外张。

眼球外肌包括运动眼球和眼睑的肌。
运动眼球的肌肉包括 4 块直肌和两块斜肌。4 块直肌是上直肌（使瞳孔转向上内）、下直肌（下内）、内直肌（内）、外直肌（外），它们共同起自视神经管周围的总腱环，沿眼球壁前行，分别止于眼球巩膜的上、下、内、外。2块斜肌是上斜肌（下外）、下斜肌（上外），上斜肌起自总腱环，绕过眶内前上方的滑车，止于眼球上壁外侧巩膜。下斜肌起自眶下壁前内侧，止于眼球下壁外侧巩膜。

运动眼睑的肌肉为提上睑肌，起自视神经管前方的眶壁，止于上睑的皮肤和睑板，其作用是提上睑，开大眼裂。

11. 屈光系统

> 屈光系统有四个，角膜防水晶状玻，
> 视远晶薄小带紧，看近晶厚睫肌松。

眼球的屈光结构包括角膜、房水、晶状体和玻璃体。晶状体借睫状小带与睫状体相连，睫状肌收缩，睫状小带松弛，晶状体变厚，视近物；睫状肌松弛，睫状小带拉紧，晶状体变薄，视远物。

【附】光线到达视网膜及神经冲动到达脑的途径：

光线→角膜→前房房水→瞳孔→后房房水→晶状体→玻璃体→视网膜→视神经→视交叉→视束→外侧膝状体→视辐射→视觉中枢

第二节　前庭蜗器

1. 前庭蜗器概述

> 前庭蜗器即是耳，外耳中耳传声波，

位听感受在内耳，声音产生在大脑。

前庭蜗器俗称耳，由前庭器和蜗器两部分组成。包括外耳、中耳和内耳三部分。其中外耳和中耳是收集和传导声波的装置，内耳有接受声波和位觉刺激的感受器，产生的神经冲动由前庭神经和蜗神经传导，大脑皮质的听觉中枢产生听觉。

2. 耳郭

收集声波内传导，耳穴全息病诊疗。

耳郭位于头的两侧，上方的大部以弹性软骨为支架，下方的小部分无软骨，只含有结缔组织和脂肪，为耳垂。耳郭的作用是收集声波。耳穴是中医学的特色，可用于疾病的诊断和治疗。

3. 外耳道

管道弯曲前上下，洁净耵聍来做到。

外耳道由外耳门至鼓膜之间的弯曲管道，成人长约2.5cm。外侧 1/3 以软骨为基础，内侧 2/3 以骨部为基础。外耳道的弯曲由外向内先向前上，继而稍向后，然后弯向前下。做检查时可将耳郭向后上方牵拉，即可拉直外耳道观察鼓膜。外耳道皮肤较薄，在软骨部含有毛囊、皮脂腺及耵聍腺，耵聍腺可分泌耵聍。外耳道皮下组织少，故皮肤与软骨膜及鼓膜相贴甚紧，外耳道炎症肿胀时疼痛剧烈。

4. 鼓膜

半透薄膜像漏斗，上小松弛下大紧，
反光三角为光锥，声波到来膜振动。

鼓膜位于外耳道底与鼓室之间，为椭圆形半透明膜。鼓膜在外耳道底呈倾斜位。其外侧面向前、向下、向外倾斜。所以外耳道的前壁及下壁较长。鼓膜的边缘附着于颞骨上，其中心向内凹陷，为锤骨柄末端附着处，称鼓膜脐。鼓膜上 1/4 的三角形区为松弛部，薄而松弛，在活体呈淡红色。鼓膜的下 3/4 称为紧张部，坚实紧张，呈灰白色，在活体检查鼓膜时，可见鼓膜脐的前下方有三角形反光区称光锥。当鼓膜内陷时，此光锥可变形或消失。

5. 鼓室

中耳鼓室内外壁，名称结构要牢记，
内有二窗外鼓膜，锤砧镫链传声波。

鼓室是颞骨岩部内含气的不规则小腔，位于鼓膜与内耳外侧壁之间。借鼓膜与外耳道分隔，向前经咽鼓管通鼻咽部，向后经乳突窦与乳突小房相通。

鼓室的外侧壁主要由鼓膜组成，为鼓膜壁。内侧壁是内耳的外侧壁，称迷路壁。此壁中部隆起，称岬。岬的后上方有卵圆形的孔，称前庭窗，被镫骨底封闭。岬的后下方有一圆形孔，称蜗窗，此窗有膜封闭，称第二鼓膜。

鼓室的内容物主要有 3 块听小骨，由外至内为锤骨、砧骨和镫骨。三个听小骨连同其间的关节构成听小骨链，并连于鼓膜和前庭窗之间。三个听小骨似一曲折的杠杆系统，当声波振动鼓膜时，三个听小骨的连续运动使镫骨底在前庭窗上来回摆动，将声波的振动传入内耳。

6. 咽鼓管

咽管连接鼓与咽，维持气压也传炎。

咽鼓管是连于鼓室和鼻咽部的管道。内侧端的咽鼓管咽口位于鼻咽部的侧壁，下鼻甲的后下方。在鼓室端的开口为咽鼓管的鼓室口。

咽鼓管使鼓室和外界的大气压相等。幼儿的咽鼓管较成人短而平，腔径也相对较大，故咽部感染易沿咽鼓管侵入鼓室，引起中耳炎。

7. 乳突窦和乳突小房

颞骨乳突有气腔，窦通鼓室和小房。

乳突窦和乳突小房为鼓室向后的延伸部。乳突窦是鼓室和乳突之间的空腔，向前与鼓室相通，向后与乳突小房相连。

8. 骨迷路

内耳迷路藏颞岩，耳蜗前庭半规管，
三半规管前外后，互相垂直尽感受。

骨迷路由致密骨质构成。分为前庭、骨半规管和耳蜗三部分。三者彼此相通。

（1）前庭位于骨迷路的中部，略似椭圆形的腔隙。后上方与3个半规管相通。前下方通耳蜗。外侧壁即鼓室的内侧壁，有前庭窗和蜗窗。内侧壁即内耳道底，有神经穿入的许多小孔。

（2）骨半规管前庭的后上方，有3个，即前骨半规管、后骨半规管和外骨半规管。它们互相垂直。每个骨半规管呈"C"形，有两个脚，其中一个脚膨大为骨壶腹。但前、后骨半规管各有一个脚合成一个总骨脚，因此3个半规管只有5个开口，通于前庭。

（3）耳蜗位于前庭的前下方，是一个卷曲的骨管，形似蜗牛壳。蜗牛的顶端称蜗顶，朝向前外方。底端称蜗底，朝向后外方，对着内耳道底。耳蜗由蜗螺旋管环绕蜗轴卷两圈半构成。蜗轴位于耳蜗的中央，骨质疏松，有血管和神经穿行其间。自蜗轴发出骨螺旋板入蜗螺旋管内，此板约达蜗螺旋管腔的一半，其缺损处由膜迷路填补封闭，将蜗螺旋管分为上、下两半。上半称前庭阶，下半称鼓阶。

9. 膜迷路

壶腹嵴三感头旋，前庭二斑感直线，

蜗管绕轴两圈半，听觉受器为螺旋。

膜迷路是套在骨迷路内的膜性管和囊。膜迷路可分为椭圆囊、球囊、膜半规管和蜗管。

（1）椭圆囊和球囊位于前庭内，椭圆囊在后上方，球囊在前下方。椭圆囊的后壁有膜半规管的5个开口，前壁有椭圆球囊管接球囊。球囊下端以连合管连于蜗管。在椭圆囊的底部有椭圆囊斑；球囊的前壁有球囊斑。二者为位觉感受器，能接受直线加速或减速运动的刺激。

（2）膜半规管在骨半规管内，形状类似骨半规管。在骨壶腹内也有相应膜壶腹，在膜壶腹的壁上有隆起称壶腹嵴（共 3 个）。壶腹嵴为位觉感受器，感受旋转变速运动的刺激。

椭圆囊斑、球囊斑和 3 个壶腹嵴合称为前庭器。

（3）蜗管在耳蜗内。蜗管的顶端为盲端，下端借连合管连于球囊。横切面呈三角形，位于前庭阶和鼓阶之间。上壁为前庭壁（前庭膜），把前庭阶和蜗管隔开；外侧壁与骨螺旋管外侧壁的骨膜相结合，含丰富血管，下壁为骨螺旋板和蜗管鼓壁（螺旋膜），后者又称基底膜，与鼓阶相隔。在基底膜上有螺旋器又称 Corti 器，为听觉感受器（见图 9-2）。

【附】声音的空气传导过程：声波→外耳道→鼓膜→

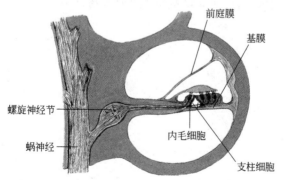

图 9-2　耳蜗示意图

锤骨→砧骨→镫骨→镫骨底→前庭窗→前庭阶的外淋巴→蜗管的内淋巴→螺旋器→蜗神经→大脑皮质听觉中枢。

复习思考题

（1）根据感受器的部位和接受刺激的来源，简述其分类。

（2）简述房水的产生和循环。

（3）简述晶状体的位置、结构特点和屈光功能的调节。

（4）光线从外界到达视网膜的途径。

（5）简述泪器的组成和泪液的排出途径。

（6）简述眼球外肌的名称、运动和神经支配。

（7）简述鼓膜的位置、形态和结构特点。

（8）简述鼓室的位置、交通和内容物。

（9）简述膜迷路的分部、位置和各部感受器。

（10）简述声音以空气传导的途径。

第十章 神经系统

第一节 概 述

导学

（1）掌握神经系统的区分、组成及常用术语、突触、反射和反射弧的概念。

（2）熟悉神经元的结构、功能和分类。

（3）难点：神经元的结构和功能；神经系统常用术语。

1. 神经系统的区分

> 中枢系统脑脊髓，周围脑和脊神经，
>
> 又分内脏和躯体，运动感觉要牢记。

【位置区分】分为中枢神经系统和周围神经系统。中枢神经系统包括脑和脊髓。脑位于颅腔内；脊髓位于椎管内，两者在枕骨大孔处相连续。周围神经系统包括与脑相连的 12 对脑神经和与脊髓相连的 31 对脊神经（见图 10-1）。

【分布对象区分】可分为躯体神经系统和自主神经系统（内脏神经系统）。

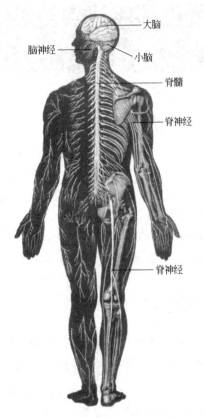

图 10-1　人的神经系统

（1）躯体神经系统包括中枢部和周围部。中枢部分别位于脑和脊髓内，而周围部位于脑神经和脊神经内，称躯体神经。

躯体神经主要分布于皮肤和运动器（骨、骨连结、骨骼肌），管理皮肤的感觉和运动器的运动及感觉。根据其神经传导功能或神经传导纤维成分可分为躯体运动神经和躯体感觉神经。

①躯体运动（传出）神经：由中枢发出神经分布于骨骼肌，管理骨骼肌的随意运动。骨骼肌为效应器。

②躯体感觉（传入）神经：分布于皮肤和运动器的感受器，管理它们的感觉。感受器接受周围的感觉冲动后沿传入神经由周围传至中枢。

（2）自主神经系统（内脏神经系统）包括中枢部和周围部两部分。它们的中枢部也在脑和脊髓内，而周围部除部分独立走行外，皆随脑神经和脊神经分布于内脏、心血管和腺体。

内脏神经又称自主神经，管理它们的感觉和运动，可分为内脏运动神经和内脏感觉神经。

①内脏运动神经：支配平滑肌、心肌的收缩和腺体分泌的神经，根据功能不同又可分为交感神经和副交感神经。

②内脏感觉神经：分布于内脏，管理内脏的感觉。

2. 神经元

营养中心为胞体，树突轴突是突起，

树感刺激体内外，冲动都由轴突传。

神经元是神经系统的结构和功能单位，包括胞体和突起两部分，突起又分为轴突和树突两种。

（1）胞体大小不一，形态各异，它也是由细胞膜、细胞核和细胞质组成。细胞质内除含一般细胞器外，还有神经元的特殊结构如尼氏体和神经原纤维等。胞体是神经元的代谢和营养中心。

（2）突起

① 树突数量为一个或多个，一般较短，反复分支，逐渐变细，形如树枝状。树突具有接受刺激和将冲动传入细胞体的功能。

② 轴突每个神经元只有一条轴突，其长短因神经元而异，短者仅数微米，长者可达 1m 以上。轴突全长粗细均匀。轴突的功能是将冲动自胞体传出到其他神经元或效应器。轴突被髓鞘和神经膜所包被，或仅为两者之一所包被，则称为神经纤维。

3. 神经元的分类

突分单双多，又分感动联。

【突起的数目分类】可分为假单极神经元、双极神经元和多极神经元（见图 10-2）。

（1）假单极神经元

① 细胞体的位置：细胞体多在脑神经节和脊神经节内。

② 突起的特点：由胞体发出一个突起，在离胞体不远处呈"T"形分为两支，一支伸向周围至皮肤、运动器或内脏等处的感受器，称为周围突；另一支进入脑或脊髓，称为中枢突。

③ 神经冲动的传导：感受器接受体内、外环境的刺

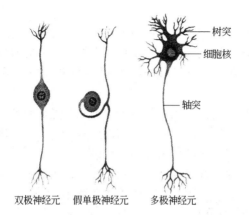

图 10-2 神经元的分类

激，并将刺激转化为神经冲动，沿周围突和中枢突传到中枢。按神经冲动传导的方向，周围突相当于树突，中枢突相当于轴突。

（2）双极神经元

① 细胞体的位置：此类神经元存在于视网膜、鼻腔黏膜嗅部和前庭神经节、蜗器神经节内。

② 突起的特点：从胞体两端各发出一个突起，其中一个是树突，连感受器；另一个是轴突。

（3）多极神经元

① 胞体的位置：主要位于脑和脊髓内，也有部分存在于内脏神经节内。

② 突起的特点：有多个树突和一个轴突，是人体中数量最多的一种神经元。

【功能分类】可分为感觉神经元、运动神经元和联络神经元。

（1）感觉神经元也称传入神经元，能感受内、外界刺激并将刺激转变为神经冲动传向中枢。上述的假单极神经元和双极神经元属于此类型。其胞体和树突均在周围神经内。

（2）运动神经元也称传出神经元，能将冲动自中枢传至效应器（肌、腺体），其胞体位于中枢内，其轴突由中枢出来沿周围神经传出冲动。属多极神经元。

（3）联络神经元也称中间神经元，为多极神经元，其胞体和突起皆在中枢内，位于感觉神经元与运动神经元之间，起联络作用。

4. 突触

元间连接为突触，冲动递质来传送，

前后部间间隙连，体树突触最常见。

神经系统由大量神经元构成，神经元之间是相互联系共同完成功能活动的。一个神经元与另一个神经元相互联系的接触点，称为突触（见图 10-3）。它们的联系并不连

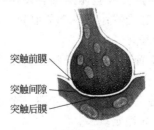

突触前膜

突触间隙

突触后膜

图 10-3　突触显微模式图

续，仅是互相接触。突触结构分为突触前部、突触间隙和突触后部，突触前部内有大量的突触小泡和线粒体，突触小泡内含神经递质。最多见的突触方式是一个神经元轴突末梢的终结与另一个神经元的胞体或树突相接触，分别称为轴-体突触、轴-树突触。此外还有轴-轴突触、树-树突触等（见图 10-3）。

5. 神经系统的活动方式

> 反射活动适环境，感受入枢出效应。
> 反射基础反射弧，五个环节要记住。
> 接受信息感受器，感觉神经传信息；
> 传入反射中枢内，运动神经传指令；
> 效应器中起作用，肌肉收缩做运动。

神经系统的功能活动十分复杂，但基本活动方式是反射。反射是神经系统对内、外环境的刺激所做出的反应。反射活动的形态基础是反射弧。最简单的反射弧由感觉和运动两个神经元组成，如膝跳反射。而一般的反射弧都在感觉与运动神经元之间存有不同数目的联络神经元。

反射弧有五个基本组成部分，包括：感受器→传入神经→反射中枢→传出神经→效应器。反射弧中任一环节发生障碍，反射活动即减弱或消失。临床上常通过做这些反射检查协助诊断神经系统疾病。

6. 灰质

> 灰质中枢神经元，胞体树突共集中。

色泽灰暗称灰质，大小脑表为皮质。

【灰质】在中枢神经内，神经元的胞体及其树突聚集的部位，色泽灰暗，称为灰质。位于大脑和小脑表层的灰质，称为大脑皮质和小脑皮质。

7. 神经核

若在中枢神经内，功能相同细胞体；

集中构成灰质团，特称之为神经核。

【神经核】在中枢神经白质内的灰质块，其内聚集有形态和功能相同的神经元胞体，称为神经核。

8. 神经节

中枢外，胞体聚，

略膨大，神经节。

【神经节】在周围神经，神经元胞体集聚的地方，形状略膨大，称为神经节，如脑、脊神经节。

9. 白质和纤维束

白质中枢内，神经纤维聚，

功能若相同，称作纤维束。

【白质】在中枢神经内神经元轴突集中的地方，因多数轴突具有髓鞘，颜色苍白，称为白质。位于大小脑的深部白质分别称为大脑髓质和小脑髓质。

【纤维束】在中枢神经白质内，起止、行程和功能相同的神经纤维集聚成束，称为纤维束或传导束。传导束分为上行传导束（感觉）和下行传导束（运动）。

10. 神经

神经纤维聚周围，行走分布到周身，

传导感觉和运动，调节机体为适应。

【神经】在周围神经，数目不等的神经纤维集合成粗细不等的集束，这些集束再集合，最终成一条肉眼可见的神经。每条纤维、每个集束和整条神经的周围都包有结缔组织被膜，分别称为神经内膜、神经束膜和神经外膜。

复习思考题

（1）神经系统是如何区分的？

（2）请述神经元的结构、功能及分类。

（3）请述突触、反射和反射弧的概念及构成。

（4）名词解释：灰质、白质、神经核、神经节、神经、纤维束、神经纤维、躯体神经。

第二节　脊髓和脊神经

导学

（1）掌握脊髓的位置和外形，脊髓节段概念，脊髓灰质的形态结构和白质中的重要传导束，脊神经的数目、组成、纤维成分及其来源，各丛的组成、位置和主要分支及其分布。

（2）熟悉脊神经后支的分布，各丛皮支的走行和分布，脊髓对躯干皮肤节段性分布。

（3）难点：各丛主要分支的走行、分布和损伤表现。

1. 脊髓的位置

> 纵贯全长椎管内，枕大孔处连延髓，
>
> 脊髓末端何处定，男一小儿三腰椎。

脊髓位于椎管内，成人长约 45cm。脊髓上端在枕骨大孔处与延髓相连，下端在成人一般平第一腰椎下缘，新生儿平第 3 腰椎。

2. 脊髓的外形

> 纵贯全长六条沟，沟内连有前后根，
>
> 脊髓全长两膨大，三十一节下圆锥，
>
> 颈八腰五胸十二，骶五尾节单一个，
>
> 腰骶尾根成马尾，包绕终丝浸液内。

脊髓呈前后稍扁的圆柱形，外包被膜。下端变细呈圆锥状，称为脊髓圆锥。由脊髓圆锥下端向下延续为一根细丝，称为终丝，止于尾骨后面的骨膜，有稳定脊髓的作用。终丝内无神经组织。脊髓表面有 6 条纵沟，前面正中的沟较深，称为前正中裂，后面正中的沟较浅称后正中沟。前后正中两条纵沟把脊髓分为对称的两半。在前正中裂和后正中沟的两侧，分别有成对的前外侧沟和后外侧沟。

（1）神经根在前、后外侧沟内有成排的脊神经根丝出入。出前外侧沟的根丝形成 31 对前根，入后外侧沟的根丝形成 31 对后根。在后根上有膨大的脊神经节。前、后根在椎间孔处合成 1 条脊神经，由椎间孔出椎管。前根为运动纤维，后根为感觉纤维，脊神经为混合纤维。

（2）脊髓的节段 每对脊神经前、后根相连的 1 段脊髓，称为 1 个脊髓节段。脊神经 31 对，因此，脊髓分为 31 个节段：即 8 个颈段（C）、12 个胸段（T）、5 个腰段（L）、5 个骶段（S）和 1 个尾段（Co）。

（3）脊髓膨大 脊髓全长粗细不等，有两个膨大部，上方的称颈膨大，为自颈髓第 4 节段到胸髓第 1 节段的部分，由此发出的神经支配上肢。下方的叫腰骶膨大，自腰髓第 2 节段到骶髓第 1 节段，由此发出的神经主要支配下肢。

（4）马尾 在胚胎 3 个月以前，脊髓和椎管的长度大致相等，所有脊神经根几乎都呈直角伸向相应的椎间孔。从胚胎第 4 个月起，脊髓的生长速度比脊柱缓慢，脊髓长度短于椎管，而其上端连接脑处位置固定，结果使脊髓节段的位置由上向下逐渐高出相应的椎骨，神经根向下斜行一段才达相应的椎间孔。腰、骶、尾段的神经根在未出相应的椎间孔之前，在椎管内垂直下行，围绕终丝形成马尾。成年人，一般第 1 腰椎以下已无脊髓，只有浸泡在脑脊液中的马尾和终丝，故临床上常在第 3、4 腰椎棘突之间进行腰椎穿刺。

3. 脊髓的内部结构

白质包外灰居中，灰质断面似蝶形，
前角运动后感觉，侧角交感副交感，
前侧后索传导束，联络纤维上下行，
后索薄楔内外位，深感精触较固定，
前侧索内上下束，冷热触压和运动。

脊髓由灰质和白质构成。灰质在内部，白质在周围。

（1）灰质在横切面上呈"H"字形，其中间横行部分，称灰质连合，其中央有中央管，纵贯脊髓全长。每侧灰质前部扩大，称为前角。后部狭细，称为后角。前、后角之间称为中间带。从第1胸节段到第3腰节段，中间带向外侧突出，称为侧角。前、后、侧角在脊髓内上下连续纵贯成柱，又分别称为前柱、后柱和侧柱（见图10-4）。

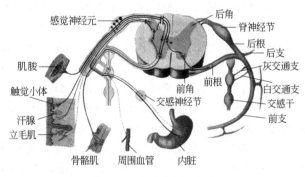

图 10-4 脊髓的纤维结构

① 前角：内含前角运动神经元。前角运动神经元为多极神经元，其轴突自前根出脊髓，随脊神经分布至躯干和四肢的骨骼肌，支配其运动。

由于前角运动细胞接受多种不同来源的冲动，并把冲动传向骨骼肌，所以，把前角运动细胞看成是运动冲动传递的最后公路。当前角病变时，骨骼肌可出现随意运动和反射活动障碍或消失。

② 中间带：从第1胸节段到第3腰节段，中间带向外侧突出的部分称为侧角，侧角内含多极神经元，通称侧角细胞，是交感神经的低位中枢。其轴突参与组成胸1~腰3脊神经前根的交感神经纤维成分，支配内脏的运动。

骶髓无侧角，在骶髓第2~4节段中间带外侧部有副交感神经元（骶副交感核），其轴突也经相应的前根走出构成骶2~4脊神经前根的副交感成分，支配内脏运动。

③ 后角：内含多极神经元，组成较复杂，分群较多，统称后角细胞。

后角细胞主要接受后根的各种感觉纤维，其轴突主要有两种去向：一些后角细胞的轴突进入对侧或同侧的白质形成上行纤维束，将后根传入的神经冲动传导到脑；一些后角细胞的轴突在脊髓内起节段内或节段间的联络作用。

（2）白质 每侧白质借脊髓的纵沟分成3个索：前索、后索和外侧索。

前正中裂与前外侧沟之间称为前索；前、后外侧沟之间称为外侧索；后外侧沟与后正中沟之间为后索。灰质连合与前正中裂之间的白质，称为白质前连合，由左右交叉纤维组成（见图10-4）。

脊髓白质主要由长距离的上、下行纤维束（传导束）组成。

①上行纤维束（感觉传导束）：包括薄束和楔束与脊髓丘脑束。

A. 薄束和楔束

位置：位于后索，薄束在后正中沟两侧；楔束在薄束的外侧，仅见于第4胸节段以上。

功能：薄、楔束传导来自身体同侧的本体觉和精细触觉。薄束传导胸4平面以下（相当于乳头平面）同侧的本体觉和精细触觉；楔束传导胸4平面以上的同侧的本体觉和精细触觉。

起源（胞体位置，即第一级神经元的胞体）：薄束来自胸4以下的同侧的脊神经节；楔束来源于胸4以上的同侧的脊神经节，它们由脊神经节的轴突沿后根进入脊髓至后索上行组成。

终止（第二级神经元的位置）：分别止于延髓的薄束核和楔束核。由此核发出轴突继续向上传导。

B. 脊髓丘脑束位于脊髓外侧索前部和前索，分别称为脊髓丘脑侧束和脊髓丘脑前束。

位置：脊髓丘脑前束位于前索，脊髓丘脑侧束位于外侧索。

功能：前束传导躯干、四肢皮肤的粗触觉；侧束传导躯干、四肢的痛觉、温度觉。

起源（胞体的位置，即第二级神经元的胞体）：它们均由对侧后角细胞的轴突组成。其轴突经白质前连合交叉至对侧形成脊髓丘脑束上行。

终止（第三级神经元胞体）：背侧丘脑。由丘脑发出轴突再上行。

② 下行纤维束（运动传导束）：指皮质脊髓束。

皮质脊髓束包括皮质脊髓侧束和皮质脊髓前束。

位置：皮质脊髓侧束位于外侧索，皮质脊髓前束位于前索。

功能：传导躯干和四肢骨骼肌随意运动的冲动。

起源：它们均起于对侧大脑皮质躯体运动中枢的运动神经元，其交叉部位在延髓的锥体交叉。皮质脊髓侧束存在于脊髓全长；皮质脊髓前束只存在于上胸段。

终止：在脊髓内逐渐和脊髓前角运动细胞形成突触联系，将运动冲动传至前角运动细胞。

4. 脊神经概述

三十一对脊神经，两根汇合出间孔，

后根膨大神经节，后根感觉前运动，

8 对 1 2 5 5 1，颈胸腰骶尾来叫，

前支粗大后肢小，椎间孔外仔细瞧。

【数目】脊神经共 31 对，即颈神经 8 对；胸神经 12 对；腰神经 5 对；骶神经 5 对；尾神经 1 对。

【出椎管部位】

第 1～7 对颈神经在相应椎骨上方的椎间孔出椎管。

第 8 对颈神经在第 7 颈椎与第 1 胸椎之间的椎间孔出椎管。

胸、腰神经均分别在同序数椎骨下方的椎间孔穿出。

第1～4对骶神经在相应的骶前、后孔穿出。

第5对骶神经和尾神经由骶管裂孔穿出。

【纤维成分】每对脊神经都是由脊髓前根和后根在椎间孔处合并而成。脊神经的前根是运动性的，脊神经的后根是感觉性的，所以脊神经是混合性的。

脊神经的前根是运动性的，它除含有躯体运动纤维外，在第1胸～第3腰节前根，第2～4骶前根内还分别含有交感神经纤维和副交感神经纤维。

脊神经的后根是感觉性的。它除含有躯体感觉纤维外，在胸和腰上部的后根，骶2～4后根内，还含有内脏感觉纤维。

总括脊神经含有四种纤维成分：

（1）躯体感觉纤维来源于脊神经节细胞，分布于皮肤、骨骼肌、腱和关节，将浅感觉和深感觉冲动传入中枢。

（2）内脏感觉纤维来源于脊神经节细胞，分布于心血管、内脏和腺体，向脊髓传入来自这些结构的感觉冲动。

（3）躯体运动纤维来源于前角运动神经元，分布于躯干和四肢的骨骼肌。

（4）内脏运动纤维来源于侧角细胞及骶副交感神经元，支配平滑肌、心肌和腺体。

【脊神经的分支】脊神经出椎间孔后立即分为前支和后支。前支和后支都是混合性的。

（1）后支一般较相应的前支细而短，呈节段性地分布于枕、项、背、腰、臀部的皮肤及脊柱两侧深部的肌肉处。

（2）前支粗大，除胸神经前支保持明显的节段性外，其余的前支分别交织成丛，由丛再分支分布于相应的区域。脊神经前支形成的神经丛，计有颈丛、臂丛、腰丛和骶丛。

5. 脊髓节段与椎骨对应关系歌诀

颈节一四同相齐，颈五胸四节高一；

下胸高三中高二，腰节平胸十一一；

骶尾腰一胸十二，定位诊断是依据。

了解脊髓节段与椎骨的对应关系，对病变和麻醉的定位具有重要意义。在成人，一般的推算方法为：上颈髓节（C1～C4）大致与同序数椎骨相对应，下颈髓节（C5～C8）和上胸髓节（T1～T4）与同序数椎骨的上 1 节椎体平对，中胸部的脊髓节（T5～T8）约与同序数椎骨上 2 节椎体平对，下胸部的脊髓节（T9～T12）约与同序数椎骨上 3 节椎体平对，全部腰髓节约平对第 10～12 胸椎，全部骶、尾髓约平对第 1 腰椎。

6. 颈丛

乳突肌上邻深面，皮支后缘中点见，

布于枕耳颈肩部，肌支心包肺根前，

运动纤维布膈肌，感觉胸膜包肝胆。

【组成】由第 1～4 颈神经前支组成。

【位置】位于胸锁乳突肌上部的深面。

【皮支】皮支均从胸锁乳突肌后缘中点附近穿出，有枕小神经、耳大神经、颈横神经和锁骨上神经，分布到枕部、耳郭、颈前区和肩部的皮肤。

【肌支】膈神经属混合性神经，是颈丛的最重要的分支。行经胸廓上口入胸腔，在心包两侧过肺根前下降到膈。运动纤维支配膈肌运动。感觉纤维主要分布到胸膜心包。右侧膈神经的感觉纤维还分布到肝和胆囊。

7. 臂丛

颈五至八胸第一，组成臂丛发长支，
臂丛颈根外下斜，肌皮正中尺桡腋。

【组成】由第5～8颈神经前支和第1胸神经前支大部分组成。

【位置】经颈根部、锁骨下动脉的上方、锁骨之后进入腋窝。在腋窝围绕腋动脉形成内侧束、外侧束和后束。其主要分支有肌皮神经、正中神经、尺神经、桡神经和腋神经。

8. 分支和分布

（1）分支歌诀

内外正中内有尺，后束桡腋外肌皮。

（2）前臂肌神经支配歌诀

桡神经不难记，全部伸肌肱桡肌，
尺神经也简单，前壁屈肌一块半，

名为尺侧腕屈肌，屈指深面尺侧半，

其余正中神经管，前臂神经全都管。

（3）手部神经分布歌诀

手掌正中三指半，剩下尺侧一指半，

手背桡尺各一半，正中侵占三指半。

【尺神经】发自内侧束，沿肱二头肌内侧沟随肱动脉下降，经肱骨内上髁后方的尺神经沟进入前臂，在前臂与尺动脉伴行至手掌。肌支支配前臂的尺侧腕屈肌和指深屈肌的尺侧半，内侧手肌大部。皮支手掌面：分布于手掌尺侧 1/3 区及尺侧一个半指的皮肤；手背面：分布到手背尺侧 1/2 区及尺侧两个半指的皮肤（见图 10-5）。

【正中神经】发自内侧束和外侧束，在臂部沿肱二头肌内侧沟伴肱动脉下行至肘窝，在前臂中线于浅、深屈肌之间下降至手掌。肌支支配尺神经支配以外的前臂肌前群和手肌。皮支在手掌面分布于手掌桡侧 2/3 区和桡侧三个半指掌侧面的皮肤，在手背面分布于桡侧这三个半指背面末两节的皮肤（见图 10-5）。

【肌皮神经】发自外侧束。主要支配肱二头肌，其末端分布于前臂外侧皮肤（见图 10-5）。

【桡神经】臂丛最大的分支，起自后束，在肱三头肌深面紧贴肱骨体中部后面沿桡神经沟向下外行，在肱骨外上髁前方分为浅支和深支。在臂部桡神经本干发出肌支支配肱三头肌；桡神经深支主要为肌支支配前臂所有的深肌。桡神经浅支主要分布于手背桡侧半和桡侧两个半指近

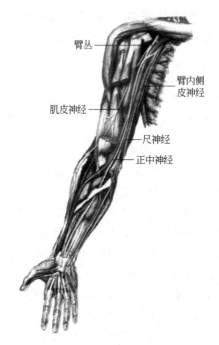

图 10-5　上肢前面的神经

节背面的皮肤（见图 10-6）。

　　【腋神经】起自后束，主要分支到三角肌（见图 10-6）。

9. 胸神经前支

　　　　二平胸骨四乳头，六对大约到剑突，

　　　　八对斜行肋弓下，十对脐轮水平处，

　　　　十二内下走得远，分布两列腹股沟。

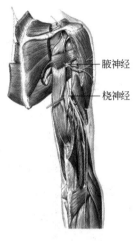

图 10-6　上肢后部神经

胸神经前支共 12 对。除第 1 对的大部分和第 12 对的小部分分别参加臂丛和腰丛外，其余皆不成丛。

第 1 至第 11 对胸神经前支，各自位于相应的肋间隙内，称肋间神经。第 12 对胸神经前支位于第 12 肋的下方，故称肋下神经。

肋间神经在肋间内、外肌之间与肋间血管一起沿肋沟走行，自上而下按静脉、动脉、神经的次序并列。

上 6 对肋间神经分支分布于肋间肌、胸壁皮肤和壁胸膜。第 7～11 对肋间神经除分布于相应的肋间肌和胸壁皮肤及壁胸膜外，并斜向前下和肋下神经一起行于腹内斜肌和腹横肌之间，分布于腹前外侧群肌和腹壁皮肤及壁腹膜。

10. 腰丛

　　2 腰 1～4 总共 5，腰大深面神经股。

　　腰丛由第 12 胸神经前支的一部分、第 1～3 腰神经前支和第 4 腰神经前支一部分组成，位于腰大肌的深面（见图 10-7）。

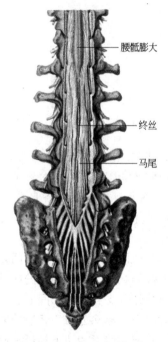

图 10-7　腰丛和骶丛

主要分支股神经为腰丛中最大的分支，开始在腰大肌与髂肌之间下行，经腹股沟韧带深面入股三角，位于股动脉的外侧。分支支配大腿前面的肌肉和皮肤。股神经中有一最长的皮支，称隐神经，与大隐静脉伴行，向下分布于小腿内侧面及足内侧缘的皮肤。

11. 骶丛

　　　骶丛骶骨梨前卧，阴部坐骨下孔过。

骶丛由第 4 腰神经前支一部分，第 5 腰神经前支和全部骶、尾神经前支组成位于骨盆腔内，在梨状肌前面（见图 10-7）。主要分支如下：

12. 坐骨神经

　　　骶丛坐神出梨下，结节大转之间跨，
　　　腘窝分支胫腓总，股后小腿全归它。

坐骨神经是全身最粗大的神经，经梨状肌下孔出骨盆，在臀大肌深面，经过大转子与坐骨结节之间到大腿后面。在腘窝上角分为胫神经和腓总神经（见图 10-8）。

在大腿后面从本干发出分支支配大腿肌后群。

（1）胫神经为坐骨神经本干的直接延续，在小腿三头肌深面伴胫后动脉下行，通过内踝后至足底，分为足底内侧神经和足底外侧神经（见图 10-8）。其分支支配小腿后群肌和足底肌，并分布于小腿后面和足底皮肤。

胫神经损伤主要表现为足不能跖屈，不能以足尖站立，足底内翻力弱。由于拮抗肌的牵拉，出现足背屈和外翻位，呈"钩状足"畸形。感觉障碍主要在足底。

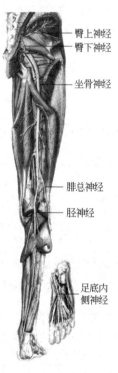

臀上神经
臀下神经

坐骨神经

腓总神经

胫神经

足底内
侧神经

图 10-8　下肢神经

（2）腓总神经沿腘窝上外侧缘下行，绕过腓骨颈至小腿前面，分为腓浅神经和腓深神经（见图 10-8）。

① 腓浅神经：在小腿外侧群肌内下行，分支支配小腿外侧群肌，其末支为皮支，分布于小腿前外侧面下部及足背和趾背的皮肤。

② 腓深神经：在小腿前群肌之间伴胫前动脉下行，

分支支配小腿前群肌及足背肌，末支至第1、2趾间皮肤。

③ 腓总神经损伤主要表现是：足不能背屈，不能外翻，不能伸趾。由于重力和后群肌的过度牵拉，足下垂并内翻，病人走路时呈跨阈步态。感觉障碍在小腿前外侧面下部和足背明显。

13. 阴部神经

阴部下孔小孔过，肛支支配肛外括。

阴部神经与阴部内动、静脉一起经梨状肌下孔，绕坐骨棘，经坐骨小孔入坐骨肛门窝。分布于会阴部、外生殖器和肛门周围的肌肉和皮肤。

复习思考题

（1）通过检查患者的感觉障碍现象怎样知道是脊神经、后根、后索和白质前连合损伤？

（2）怎样通过检查判断是脊髓的皮质脊髓侧束损伤还是脊髓的前角运动细胞的损伤？

（3）简述脊神经的数目和出椎管的部位。

（4）简述脊髓前根、后根的性质以及脊神经的纤维成分和来源。

（5）膈神经含有何种纤维成分？各来源于何处（指细胞体）及分布如何？

（6）试述桡神经及其分支的走行及分布。

（7）试述支配三角肌、肱二头肌和肱三头肌神经的名称及损伤后的主要症状。

（8）试述坐骨神经（包括胫神经及腓总神经）的走行。

（9）胫神经和腓总神经的分布及损伤后的症状如何？

（10）名词解释：白质前连合、马尾。

第三节　脑和脑神经

导学

（1）掌握脑干的位置和外形，主要脑神经核的位置和性质，薄束核和楔束核的位置，脑干的主要纤维束，间脑的位置、分部及主要功能，大脑半球的外形，重要的皮质中枢的位置和特点，基底核的位置与形态，纹状体的概念，内囊的位置、分部及各部通过的主要传导束。掌握各对脑神经的名称，主要脑神经的纤维成分、来源和分布。

（2）熟悉脑神经的纤维成分来源和分布，动眼神经、三叉神经、面神经、舌下神经损伤表现。

（3）了解脑神经出颅部位。面神经、舌咽神经和迷走神经的分布。

（4）难点：内囊损伤的表现，眼、面、舌及唾液腺的神经支配。

1. 脑的分部

> 胚胎神经管，端间中后延，
> 后脑含小桥，中桥延为干。

脑位于颅腔内，脑可分为端脑、间脑、小脑、中脑、脑桥和延髓六个部分。通常将延髓、脑桥和中脑合称为脑干。与脑相连的 12 对脑神经除前 2 对分别连于端脑和间脑外，余皆连于脑干（见图 10-9）。

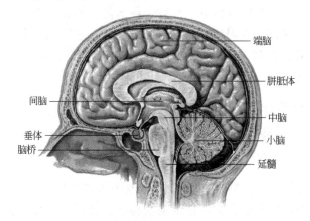

端脑

胼胝体

间脑

中脑

垂体

小脑

脑桥

延髓

图 10-9　脑的正中矢状面

2. 延髓的外形

　　背侧四室两结节，腹侧锥体和交叉，

　　两侧连着神经根，舌咽迷走舌下副。

　　延髓形似倒置的圆锥体，上缘在腹侧以一横沟与脑桥分界。脊髓所有纵沟都延伸到延髓。

　　（1）延髓的腹面前正中裂的两旁有纵行的隆起称锥体，它是由大脑皮质发出的锥体束构成。在锥体下端锥体束左右交叉称为锥体交叉。在锥体外侧的前外侧沟内有舌下神经根出脑。在延髓的外侧，自上而下依次排列有舌咽神经、迷走神经及副神经和脑干相连的根丝。

（2）延髓的背面下部形似脊髓，上部中央管敞开，构成第四脑室底的下部。脊髓后索中的薄束和楔束向上延伸，在延髓背侧分别扩展为膨隆的薄束结节和楔束结节，其深面分别埋有薄束核和楔束核。楔束结节外上方有稍隆起的小脑下脚，它主要由进入小脑的纤维束构成。

3. 脑桥外形

腹侧正中基底沟，背侧小脑上中下，

沟内展面前庭蜗，臂上粗根为三叉。

（1）脑桥腹面膨隆宽阔，称为基底部，其中线上有一浅沟，称为基底沟，容纳基底动脉。脑桥向两侧逐渐变窄，移行为小脑中脚，它是进入小脑的粗大纤维束。在基底部与小脑中脚交界处，有粗大的三叉神经根，在脑桥与延髓分界的沟内，从中线向外侧，依次附着有展神经、面神经和前庭蜗神经根。

（2）脑桥背面形成第四脑室底的上部，此处的外侧缘为左、右小脑上脚，它主要由小脑通向中脑的纤维束构成。

（3）菱形窝为第四脑室底，呈菱形凹陷。它由延髓上部背面和脑桥背面共同构成。

4. 中脑的外形

背称顶盖上下丘，滑车自从丘下出；

腹侧脑脚列左右，动眼神经脚间走。

中脑位于脑桥与间脑之间，其中间的管腔称为中脑水管。

（1）中脑腹面有一对纵行粗大隆起，称大脑脚，有锥体束等纤维束通过，两脚之间的凹窝，称脚间窝，其内有动眼神经根出脑。

（2）中脑背面有两对圆形隆起称四叠体，上方的一对为上丘，是视觉皮质下反射中枢，下方的一对为下丘，是听觉皮质下反射中枢。在下丘的下方，有很细的滑车神经出脑，绕大脑脚由背侧走向腹侧。

5. 脑神经根连脑干部位

中脑连三四，桥脑五至八，

九至十二对，要在延髓查。

脑神经共12对，是与脑相连的神经。其排列顺序是以它们出入脑的部位前后次序而定：即Ⅰ嗅神经，Ⅱ视神经，Ⅲ动眼神经，Ⅳ滑车神经，Ⅴ三叉神经，Ⅵ展神经，Ⅶ面神经，Ⅷ前庭蜗神经（位听神经），Ⅸ舌咽神经，Ⅹ迷走神经，Ⅺ副神经，Ⅻ舌下神经。脑神经的名称，国际上按排列次序惯用罗马字码表示。

Ⅰ嗅神经与端脑相连；Ⅱ视神经与间脑相连；Ⅲ动眼神经和Ⅳ滑车神经与中脑相连；Ⅴ三叉神经、Ⅵ展神经、Ⅶ面神经和Ⅷ前庭蜗神经（位听神经）与脑桥相连；Ⅸ舌咽神经、Ⅹ迷走神经、Ⅺ副神经和Ⅻ舌下神经与延髓相连。

6. 脑干的神经核

> 脑干内部灰白质，灰质形成神经核，
> 脑及非脑神经核，脑核均与神经联。
> 非脑功能杂而多，薄束楔束传导路。

（1）脑神经核分为运动核和感觉核，运动核又分为躯体运动核和内脏运动核，它们分别相当于脊髓灰质的前柱和侧柱。感觉核相当于脊髓灰质的后柱，又分为躯体感觉核和内脏感觉核。这四种核都位于脑干的背侧部，其中躯体运动核在最内侧，向外依次为内脏运动核、内脏感觉核和躯体感觉核。这是由于脑干中央管敞开为第四脑室，大致相当脊髓两半的灰质，各以前柱为轴，外转90°，于是运动性核团和感觉性核团的排列关系便由腹背方向变成内外侧方向。

① 躯体运动核：主要由躯体运动神经元的胞体组成，其轴突构成脑神经中的躯体运动纤维，分布到头颈部的骨骼肌，管理其随意运动。其主要者：在中脑内有动眼神经核支配大部分眼球外肌；脑桥内有三叉神经运动核支配咀嚼肌；面神经核支配面肌。延髓内有疑核支配咽喉肌；舌下神经核支配舌肌（见图10-10）。

② 内脏运动核：脑干的内脏运动核皆属副交感核，它们的轴突组成脑神经中内脏运动副交感纤维，支配平滑肌、心肌和腺体，其重要者：在中脑内有动眼神经副核支配睫状肌和瞳孔括约肌；延髓内有迷走神经背核支配颈部、胸腔和大部分腹腔器官的平滑肌、心肌和腺体（见图

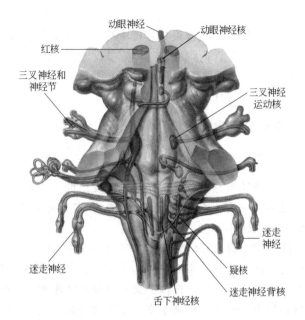

图 10-10 脑干的背侧面

动眼神经

动眼神经核

红核

三叉神经和
神经节

三叉神经
运动核

迷走
神经

迷走神经

疑核

舌下神经核

迷走神经背核

10-10)。

③ **躯体感觉核**：接受脑神经中的躯体感觉纤维。其重要者有位于脑桥内的三叉神经脑桥核，主要接受面部皮肤和口、鼻腔黏膜的触觉冲动；三叉神经脊束核，它是三叉神经脑桥核的延续，向下贯延髓全长，主要接受面部皮肤和口腔黏膜的痛、温度觉（见图 10-10）。

④ **内脏感觉核**：为延髓内的孤束核，接受脑神经中的内脏感觉纤维。来自咽、喉及胸腹腔脏器的感觉纤维皆终止于孤束核，其中味觉纤维终止于孤束核的上端（见图

10-10)。

(2) 非脑神经核薄束核和楔束核位于延髓背面的薄束结节和楔束结节内，接受薄束和楔束的纤维（见图10-10）。它是传导躯干四肢意识性本体觉和精细触觉传导路的第二级神经元胞体所在部位。

7. 脑干的纤维束

皮脊皮核归锥体，另有上行三丘系。

(1) 锥体束是自大脑皮质运动区发出的支配骨骼肌随意运动的传导束。在脑干内，行经大脑脚、脑桥基底部，到延髓形成锥体。

锥体束一部分纤维终止于脑干的脑神经躯体运动核，此称皮质核（延髓）束或皮质脑干束。而其余大部分纤维在锥体下端相互交叉（锥体交叉）到脊髓外侧索，此称皮质脊髓侧束；小部分纤维不交叉至脊髓前索，此称皮质脊髓前束。

(2) 内侧丘系由薄束核、楔束核发出的纤维，呈弓形走向延髓中央管的腹侧，在中线上左右交叉，称为内侧丘系交叉，交叉后的纤维折向上行，组成内侧丘系。先走在正中线两旁，继而偏向外侧，终止于背侧丘脑。

(3) 脊髓丘脑束也称脊髓丘系，由脊髓上行到脑干，走在内侧丘系的背外侧，上行至背侧丘脑。

(4) 三叉丘脑束又称三叉丘系。三叉神经脑桥核和脊束核发出的纤维，越至对侧，转而上行组成三叉丘脑束。三叉丘脑束的位置与内侧丘系毗邻，它上行至背侧丘脑。

8. 小脑

> 小脑位于颅腔后，中蚓两侧为半球，
>
> 下内隆起扁桃体，表层皮质内齿核。
>
> 功能维持体平衡，调节张力协随意。

小脑位于颅后窝内，在大脑半球枕叶的下方，脑桥与延髓的后方，主要功能是维持身体平衡、调节肌张力和协调随意运动。小脑在外形上，可分中间的小脑蚓和两侧的小脑半球。小脑上面平坦，小脑半球下面凸隆，两半球下面靠近小脑蚓的椭圆形隆起，称为小脑扁桃体。

小脑表面的一层灰质，称小脑皮质。皮质深面的白质称为髓质。髓质内埋有 4 对灰质块，称为小脑核，其中最大者为齿状核。

9. 背侧丘脑

> 卵圆灰质各一块，位居第三脑室侧，
>
> 接受全身深浅觉，皮质下属最后站。

背侧丘脑是皮质下高级感觉中枢，位于间脑的背侧，是一对卵圆形的灰质团块。内侧面为第三脑室侧壁的一部分；外侧紧贴大脑半球的内囊；前下方邻接下丘脑，两者间以丘脑下沟为界。

10. 后丘脑

> 丘脑后下后丘脑，分内外侧膝状体；

功能定位各不同，内听外视有分工。

后丘脑位于背侧丘脑后侧的外下方，包括两对小隆起，分别称为内侧膝状体和外侧膝状体。它们是听觉和视觉传导路的中继站。内侧膝状体接受听觉纤维，发出听辐射分布到颞叶的听觉中枢。外侧膝状体接受视束纤维，发出视辐射到枕叶的视觉中枢。

11. 下丘脑

丘脑前下下丘脑，垂体漏斗连于它；
视束相连视交叉，脑室侧壁神经核；
内脏活动皮质下，视上室旁催产压。

下丘脑位于背侧丘脑的前下方，构成第三脑室的底和侧壁下份。在脑底面，下丘脑的范围从前至后为视交叉、灰结节、乳头体。灰结节向下方伸出一细蒂，称为漏斗。漏斗下端连垂体。垂体属内分泌器。

下丘脑内含有许多核团，但核团界限不明显，其中界线清楚的有视上核和室旁核。

下丘脑的纤维联系十分广泛，对内脏活动以及内分泌活动等起着重要的调节作用。所以，下丘脑是重要的皮质下内脏活动中枢。

12. 半球的分叶

大脑左右半球成，三沟表面五叶分；
额枕顶颞与脑岛，岛叶外侧沟内找。

大脑半球被中央沟、外侧沟和顶枕沟分为5个分叶。中央沟在半球上外侧面，自半球上缘中点稍后，向下前斜行，几乎达外侧沟。外侧沟位于半球的上外侧面，此沟较深，由前向后斜行。顶枕沟位于半球内侧面的后部，由前下向后上，并略转至半球上外侧面。

5个叶是额叶、顶叶、枕叶、颞叶和岛叶。额叶在外侧沟以上和中央沟之前。顶叶在中央沟与顶枕沟之间。枕叶在顶枕沟以后。颞叶在外侧沟以下。岛叶在外侧沟的深面。

13. 躯体运动中枢

> 躯体运动在额叶，运动中枢四六区；
>
> 中央前回旁叶前，投影倒置交叉管。

躯体运动中枢是随意运动的最高中枢，位于中央前回和中央旁小叶前部。

（1）交叉性支配身体对侧骨骼肌的随意运动，但这种交叉性不是绝对的，眼外肌、眼裂以上面肌、咀嚼肌和咽喉肌等都是双侧皮质支配的。

（2）倒置性中央前回上部及中央旁小叶前部支配下肢肌的运动；中央前回中部支配上肢、躯干肌的运动；下部支配头颈肌的运动。它与身体各部的关系，犹如一个头在下，脚在上的倒置人形，但头面部的投影依然是正立。

（3）相关性身体各部在皮质的代表区的大小，与运动的精细复杂程度有关。如口和手在皮质所占的面积较其他部分（如躯干）相对大得多。

14. 躯体感觉中枢

> 感觉中枢一二三，旁叶后回顶叶前，
>
> 倒置交叉管深浅，倒立人影头正立。

躯体感觉中枢位于中央后回及中央旁小叶后部。此中枢接受背侧丘脑发出的纤维，司躯体浅、深感觉。

（1）交叉性接受对侧身体的感觉冲动。

（2）倒置性感觉传入的皮质投射也是倒置的，和躯体运动中枢相似。即下肢的代表区在中央后回上部及中央旁小叶的后部；上肢和躯干代表区在中间；头颈部代表区在中央后回下部。但头面部代表区的安排是正立的。

（3）相关性代表区的大小与身体各部感觉的灵敏程度相关，如手指、唇、足等感觉灵敏的部位的代表区面积大，而躯干的代表区面积小。

15. 视觉中枢

> 视枢十七区，枕叶距状沟，
>
> 距沟上下畔，同颞对鼻半。

视觉中枢在枕叶内侧面距状沟上、下的皮质。一侧视觉中枢接受同侧视网膜颞侧半和对侧视网膜鼻侧半的传入冲动。

16. 听觉中枢

> 听觉中枢在颞叶，四十一二两区域；

颞横回在外沟下，双向传导两耳听。

听觉中枢在颞叶的颞横回处。每侧听觉中枢都接受来自两耳的听觉冲动。因此，一侧听觉中枢受损，不会引起全聋。

17. 语言中枢

额中后部手书法，额下后部口说话，

颞上后部听其言，角回阅读理解佳。

语言中枢是人类大脑皮质所特有的，通常只存于一侧半球，一般认为习惯用右手的人的语言中枢在左侧半球，因此将这种管理语言和劳动技巧的半球，称为优势半球，优势半球内有说话、听话、书写和阅读四种语言中枢。

运动性语言中枢（说话中枢）：位于额下回后部，又称 Broca 区。此区受损，患者丧失说话能力，可以听懂他人的语言，与发音有关的肌肉并未瘫痪，尚能发音，临床上称为运动性失语症。

18. 基底核

尾豆合称纹状体，纹体又分新与旧，

苍白属旧尾壳新，协调运动调肌张。

基底核是埋藏在大脑底部白质内的灰质核团，包括尾状核、豆状核和杏仁体等。尾状核与豆状核合称纹状体。纹状体是人类锥体外系的重要组成部分，具有协调各肌群间的运动和调节肌张力等功能（见图 10-11）。

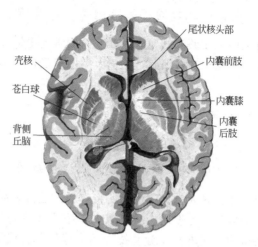

图 10-11　大脑半球的水平切面

（1）尾状核长而弯曲，蜷伏在背侧丘脑之上，分为头、体、尾三部分。尾状核头在背侧丘脑的前外侧，体在背侧丘脑的背外侧，尾向前下伸入颞叶，终端连结杏仁体。

（2）豆状核位于岛叶的深部，背侧丘脑的外侧，它被白质分成内、外侧两部，内侧部色泽较浅由两块组成，称苍白球，是纹状体中古老的部分，又称旧纹状体。外侧部分色泽较深，称为壳。豆状核的壳和尾状核在进化上较新，合称为新纹状体。

19. 内囊

　　内囊并非一个囊，交通枢纽恰称当，

豆尾与丘之间是，投射纤维聚多方，
水平切面拐角形，前后二脚膝中央，
内囊损伤现三偏，偏瘫偏麻又偏盲。

内囊位于尾状核、豆状核和背侧丘脑之间。在大脑半球的水平切面上呈"＞＜"形。

内囊在大脑半球的水平切面上分前肢（前脚）、内囊膝和后肢（后脚）三部分。前肢位于尾状核与豆状核之间，主要有额桥束通过；内囊膝位于前、后脚相交处，其内通过有皮质脑干（核）束；后肢位于豆状核与背侧丘脑之间，后肢内从前向后主要有皮质脊髓束、丘脑顶叶束（丘脑皮质束）、视辐射和听辐射等通过（见图 10-11）。

典型的内囊损伤出现偏瘫、偏身感觉障碍和偏盲的三偏症状。

20. 脑神经

（1）脑神经连脑歌诀

一嗅额下嗅球中，二视离球间脑通，
脚间窝内三动眼，下丘下方滑车行，
桥腹两侧连三叉，桥延沟内展面听，
橄榄后沟上至下，舌咽迷走副神经，
锥体橄榄之间处，舌下神经看得清。

（2）脑神经出入颅部位歌诀

嗅神筛孔过，视神视管行，
眶上裂内眼滑展动，静脉孔中咽迷副通。

面前内耳过，舌下管内行，

还有上颌圆孔过，下颌卵孔要记清。

第一对嗅神经是与端脑相连的神经，通过筛孔进入颅内；第二对视神经与间脑相连，通过视神经管进入颅内；第三对动眼神经在脚间窝与中脑相连；第四对滑车神经在中脑背侧下丘脑下方与中脑相连，二者通过眶上裂出颅腔；第五对三叉神经与脑桥臂相连，眼神经通过眶上裂出颅，上颌神经通过圆孔出颅，下颌神经通过卵圆孔出颅；展神经、面神经、前庭蜗神经在延髓脑桥沟与脑桥相连，舌咽神经、迷走神经、副神经、舌下神经与延髓相连；展神经通过眶上裂出颅，面神经、前庭蜗神经通过内耳门出颅，舌咽神经、迷走神经、副神经通过颈静脉孔出颅，舌下神经通过舌下神经管出颅。

21. 脑神经名称

一嗅二视三动眼，四滑五叉六外展，

七面八前九舌咽，迷走一副舌下全。

脑神经共 12 对，其排列顺序是以它们出入脑的部位前后次序而定：即Ⅰ嗅神经，Ⅱ视神经，Ⅲ动眼神经，Ⅳ滑车神经，Ⅴ三叉神经，Ⅵ展神经，Ⅶ面神经，Ⅷ前庭蜗神经（位听神经），Ⅸ舌咽神经，Ⅹ迷走神经，Ⅺ副神经，Ⅻ舌下神经。脑神经的名称，国际上按排列次序惯用罗马字码表示。

22. 脑神经纤维成分

> 一二八对性属感，运动舌付动滑展，
> 舌咽迷走三叉面，感觉运动混合全。

（1）躯体感觉纤维将头面部皮肤、肌、腱和大部分口、鼻腔黏膜以及前庭蜗器和视器的感受器获得的信息传递到脑内的躯体感觉核。

（2）内脏感觉纤维将内脏感受器接受的刺激传递到内脏感觉核。

脑神经中的躯体和内脏感觉纤维的胞体大部分是假单极神经元，它们聚集成脑神经节，如：三叉神经的三叉神经节，迷走神经的上（结状）神经节和下（颈静脉）神经节等，它们的性质类似脊神经节。

（3）躯体运动纤维细胞体位于脑干躯体运动核，其轴突支配头、颈部骨骼肌。

（4）内脏运动纤维细胞体位于脑干副交感核，其纤维支配平滑肌、心肌和腺体。

23. 视神经

> 节细胞轴汇集，视神经管入颅，
> 鼻交颞不交，视束连间脑。

（1）纤维成分属于躯体感觉神经。

（2）来源和走行由视网膜的节细胞的轴突组成，经视神经管入颅腔，与对侧视神经交叉形成视交叉（不完全交叉：鼻侧的纤维交叉，颞侧的纤维不交叉），交叉以后的纤维形成视束，再经视束连于间脑。

（3）功能传导视觉冲动。

24. 动眼神经

> 动眼脚间出，运动副交感，
> 运动司眼肌，副感缩瞳睫。

（1）纤维成分含躯体运动和内脏运动（副交感）两种纤维。

（2）来源和走行躯体运动纤维发自中脑的动眼神经核；副交感纤维发自动眼神经副核。两种纤维并行一起自脚间窝穿出，向前经眶上裂入眶内。

（3）分布其躯体运动纤维支配提上睑肌、上直肌、下直肌、内直肌和下斜肌。

副交感神经纤维在视神经外侧的睫状神经节内交换神经元，由此节发出的节后纤维入眼球内支配瞳孔括约肌和睫状肌。

（4）损伤症状一侧动眼神经损伤，出现上述所支配的肌瘫痪，眼睑下垂、眼外斜视、瞳孔开大、瞳孔对光反射消失（反射弧见视觉传导路处）。

25. 三叉神经

> 上颌眼感觉，额颊上牙舌，
> 下颌含运感，下牙颏咀嚼。

（1）三叉神经为混合神经，含有躯体感觉纤维和躯体运动纤维。躯体感觉纤维起自三叉神经节。胞体内为假单极神经元，其中枢突进入脑桥止于三叉神经脑桥核和三叉神经脊束核，周围突出三叉神经节后形成 3 支。第一支称为眼神经，第二支为上颌神经，第三支称为下颌神经。三叉神经的躯体运动纤维发自脑桥的三叉神经运动核，出脑桥后进入下颌神经内，支配咀嚼肌。

（2）分支

① 眼神经：感觉性，在三支中最小，经眶上裂入眶，分布于泪腺、眼球、结膜、部分鼻腔黏膜以及上睑、鼻背和额顶部的皮肤，司感觉。眼神经的一个终支，称眶上神经，它经眶上切迹（孔）分布于额顶部皮肤。

② 上颌神经：感觉性，穿圆孔出颅后经眶下裂入眶内，为眶下神经，经眶下沟、眶下管、眶下孔至面部，分布于睑裂与口裂之间的皮肤。上颌神经在穿出眶下孔之前，延途分支至上颌窦和鼻腔的黏膜以及上颌牙齿和牙龈等处。

③ 下颌神经：是三支中最大的分支，含有躯体感觉和躯体运动两种纤维，经卵圆孔出颅后分出许多分支。躯体感觉纤维主要分布于下颌牙齿和牙龈、颊和舌前 2/3 的黏膜，以及耳颞部和口裂以下的面部皮肤。躯体运动纤维支配咀嚼肌运动。

26. 面神经

> 出颅茎乳孔，交织腮腺中，
>
> 辐射分 5 支，颞颧颊下颈。

面神经属混合性神经。大部分纤维为躯体运动纤维。

躯体运动纤维起自脑桥的面神经核，在脑桥与延髓间沟的外侧出脑，进入内耳门，穿过内耳道底入颞骨，经茎乳孔出颅，向前进入腮腺分支交织成丛，自丛发出分支支配面部表情肌。

27. 舌咽神经

舌咽疑核茎突咽，内脏泌涎去腮腺。

舌咽神经含有四种纤维成分。其中内脏感觉纤维的胞体位于下神经节（颈静脉孔下），为假单极神经元，其中枢突入延髓止于孤束核；周围突分布于咽和舌后 1/3 的黏膜，司味觉和一般感觉，窦神经分布于颈动脉窦和颈动脉小球。躯体运动纤维起自疑核，分布于咽肌。内脏运动纤维发自下泌涎核在耳神经节（卵圆孔下）换神经元后，节后纤维至腮腺司分泌。

28. 迷走神经

迷走纤维有四种，背核副纤胸腹中，
疑核运动咽喉肌，内脏耳郭感不同。

迷走神经由四种纤维组成：内脏运动（副交感）纤维为其主要成分，起自延髓迷走神经背核，分布于咽、喉的腺体（司分泌）、胸、腹腔脏器和腺体。躯体运动纤维起自延髓疑核，分布于咽喉肌。内脏感觉纤维胞体位于下神经节（颈静脉孔下），为假单极神经元，其周围突分布于咽喉、胸腹腔器官，司内脏感觉；中枢突止于孤束核。躯体感觉纤维胞体位于上神经节（颈静脉孔上），也为假单极神经元，周围突分布于耳郭背部和外耳道皮肤，中枢突止于三叉神经脊束核。

29. 喉返神经

> 右高反锁左反弓，食管气管之间升，
> 黏膜感觉声门下，人类发音喉肌动。

喉返神经自迷走神经主干发出后，左侧绕主动脉弓，右侧绕锁骨下动脉，返回向上至颈部，行于食管与气管之间，改称为喉下神经，分布于声门裂以下的黏膜和大部分喉肌，司黏膜的感觉、腺体的分泌和喉肌的运动。

30. 副神经和舌下神经

> 橄榄后沟副神经，锥体橄榄之间处，
> 舌下神经看得清，静脉孔中有副通，
> 舌下管内舌下行，患肌瘫萎同侧倾。

副神经为躯体运动神经，起自副神经核，在延髓侧面出脑，经颈静脉孔出颅，分布于胸锁乳突肌和斜方肌。

舌下神经为躯体运动神经，起自延髓的舌下神经核，由锥体外侧出脑，经舌下神经管出颅，支配舌肌。一侧舌下神经损伤，患侧舌肌瘫痪萎缩，伸舌时，舌尖偏向患侧。

31. 与视器有关的脑神经

> 眶腔六对脑神经，二三四五六七有；

均与视器有关连，横向记忆有意义。

分布到视器的神经有：视神经由视网膜神经节细胞轴突在视神经盘汇聚向后形成，经视神经管进入颅内，传导视觉冲动；动眼神经由动眼神经核和副核发出的躯体运动和副交感纤维形成，躯体运动纤维支配上、下、内直肌及上睑提肌和下斜肌，副交感纤维支配瞳孔括约肌和睫状肌；滑车神经由滑车神经核发出的躯体运动纤维组成，支配上斜肌；三叉神经的眼神经分布到眼球管理一般感觉；展神经由展神经核发出的躯体运动纤维组成，支配外直肌；面神经内来自上泌涎核的副交感纤维支配泪腺。

32. 面部和神经分布

面部感觉三叉管，下颌神经咀嚼肌；

面神经支管面肌，眼痛牙痛找三叉。

分布到面部的神经包括三叉神经，其眼神经、上颌神经和下颌神经分布到面部，管理面部浅感觉，下颌神经中来自三叉神经运动核的纤维支配咀嚼肌；面神经中来自面神经核的纤维支配面部表情肌。

33. 舌的神经分布

舌前三分之二温痛，三叉神经管理。

舌前三分之二味觉，七面神经传递。

舌后三分之一感觉，九舌咽神经包。

舌内舌外肌运动，舌下神经都管。

分布到舌的神经包括三叉神经管理舌前 2/3 的一般感觉；面神经管理舌前 2/3 的味觉；舌咽神经管理舌后 1/3 的一般感觉和味觉；舌下神经管理舌肌。

34. 大唾液腺及泪腺经分布

下颌下腺舌下腺，腮腺三对唾液腺；

产生泪液是泪腺，九管腮腺余七管。

泪腺、舌下腺和下颌下腺由面神经中来自上泌涎核的副交感纤维支配，腮腺由舌咽神经中来自下泌涎核的副交感纤维支配。

复习思考题

（1）简述和脑干相连的脑神经的名称和部位。

（2）简述脑干内主要躯体运动核的名称和位置。

（3）延髓内有何交叉？各由何组成？

（4）试述小脑扁桃体的位置和临床意义。

（5）间脑的位置和分部如何？

（6）简述大脑半球的分叶。

（7）试述大脑躯体运动中枢的位置和特点。

（8）试述躯体感觉中枢的位置和特点。

（9）试述内囊的位置、分部、各部通过的主要纤维束及损伤后的典型症状。

（10）简述大脑的基底核和纹状体。

（11）试述动眼神经的纤维成分、来源（胞体的位置）、走行和分布及损伤后的症状。

（12）试述三叉神经的纤维成分、来源、分支、走行和分布。

（13）试述迷走神经各种纤维成分的性质、来源及主要分布。

（14）迷走神经在腹部是如何分布的？

（15）名词解释：锥体、菱形窝、大脑脚、三叉丘系、内侧丘系交叉、内侧丘系、小脑扁桃体、基底核、纹状体、投射纤维、内囊、连合纤维、新纹状体、视辐射。

第四节　传导路

导学

（1）掌握主要的感觉传导通路三级神经元胞体所在位置，交叉位置；运动传导通路上下神经元胞体所在位置，交叉位置。

（2）熟悉上下运动神经元损伤症状，面神经核上下瘫和舌下神经核上下瘫。

（3）了解瞳孔对管反射及其途径，视神经损伤和动眼神经损伤出现症状。

1. 感觉传导路

三元一越边，越边在中元；
中元位不同，通过丘脑关；
借问中元何处寻？薄楔后角深与浅，
头面浅感两核团。

2. 躯干四肢感觉路，本体觉精细触觉传导路

> 本体精细同伴行，脊神经节第一元；
> 同在后索向上行，内侧薄束外楔束；
> 薄束楔束有分工，继入延髓同名核；
> 换元丘系交叉成，内侧丘系脑干升；
> 延入丘脑外侧核，二级细胞又更换；
> 形成丘脑顶叶束，内囊后肢必穿行；
> 投射感觉中枢去，切记不去最下份。

躯干四肢本体觉传导路：肌、腱和关节的本体觉感受器→周围突→脊神经节（第 1 级神经元胞体）中枢突→后根→脊髓同侧后索→薄束、楔束→延髓薄束核和楔束核（第 2 级神经元胞体）→内侧丘系交叉→内侧丘系（经脑桥、中脑）→背侧丘脑（第 3 级神经元胞体）→丘脑顶叶束（丘脑皮质束）→内囊后脚（后肢）→中央后回的上2/3 和中央旁小叶的后部。

3. 痛觉温度和粗触觉传导通路

> 脊神经节第一元，接受痛温触信息；
> 突经后根入后角，更换二级神经元；
> 交叉对侧向上行，脊丘侧束传痛温；
> 脊丘前束传粗触，途经脑干入丘脑；
> 换成三级神经元，向上传导如本体。

躯干四肢浅感觉传导路：躯干和四肢皮肤的感受器→

周围突→脊神经节（第1级神经元胞体）中枢突→后根→脊髓后角细胞（第2级神经元）→白质前连合交叉→脊髓丘脑侧束（外侧索，传导痛、温觉）和脊髓丘脑前束（前索，传导粗触觉）（经延髓、脑桥和中脑）→背侧丘脑（第3级神经元）→丘脑顶叶束（丘脑皮质束）→内囊后脚（后肢）→中央后回上2/3和中央旁小叶的后部。

4. 头面部浅感觉传导通路

> 三叉神经第一元，接受面牙眼浅觉；
> 入脑三叉感觉核，换元交叉成丘系；
> 三叉丘系入丘脑，换元丘脑顶叶束；
> 内囊后肢入中枢，切记下三分之一。

头面部浅感觉传导路：头面部的皮肤感受器→周围突（三叉神经眼神经、上颌神经和下颌神经）→三叉神经节（第1级神经元胞体）中枢突→（经脑桥）三叉神经脊束核（痛温觉）和三叉神经脑桥核（触觉）（第2级神经元）→三叉丘系交叉→三叉丘系→背侧丘脑（第3级神经元）→丘脑顶叶束（丘脑皮质束）→内囊后脚（后肢）→中央后回下部。

5. 视觉传导路

> 信息传给双极元，换节细胞入颅腔；
> 鼻侧交叉颞不交，合成视束入间脑；
> 外膝状体再换元，内囊后肢视中枢。

视觉传导路：视锥细胞和视杆细胞→双极细胞→神经节细胞→视神经→视交叉→视束→外侧膝状体→视辐射（经内囊后脚）→枕叶距状沟上、下的皮质（视觉中枢）。

视觉传导路不同部位损伤，症状不同：

（1）一侧视神经损伤，引起该眼全盲。

（2）视交叉中间部损伤，引起双眼视野颞侧偏盲。

（3）一侧视束、外侧膝状体、视辐射或视觉中枢损伤引起双眼视野同向偏盲，即患侧视野鼻侧半偏盲，对侧视野颞半偏盲。

（附）瞳孔对光反射

光照一侧眼球，引起双侧瞳孔缩小，这种现象称瞳孔对光反射。

其通路是：光→视网膜→视神经→视交叉→视束→顶盖前区灰质交换神经元→双侧动眼神经副核→动眼神经→睫状神经节→节后纤维→双侧瞳孔括约肌。

一侧视神经损伤后，光照损伤侧眼球，两眼瞳孔对光反射都消失；光照健侧眼球，两眼瞳孔对光反射都存在。损伤侧眼球直接对光反射消失，间接对光反射存在。

一侧动眼神经损伤后，光照损伤侧眼球，损伤侧眼球对光反射消失，对侧眼球存在；光照对侧眼球，损伤侧眼球对光反射消失，健侧眼球瞳孔对光反射存在。损伤侧眼球直接和间接对光反射都消失。

6. 皮质脊髓束

上下两级神经元，皮质兴奋向下传；

经过内囊后肢处，锥体下部多越边；

下行脊髓侧前索，终止前角神经元；

交叉前伤瘫对侧，交叉后伤瘫同边；

上损硬瘫下损软，定位诊断并不难。

皮质脊髓束支配躯干、四肢的骨骼肌。主要起于中央前回上 2/3 及中央旁小叶前部的锥体细胞，经内囊后肢、中脑大脑脚、脑桥基底部至延髓形成锥体。在锥体下部大部分纤维互相交叉，称锥体交叉。交叉后的纤维下降至脊髓外侧索，形成皮质脊髓侧束。皮质脊髓侧束在下降中逐节间接或直接终止于各节段同侧的前角运动细胞。小部分纤维下交叉，下行至脊髓前索，形成皮质脊髓前束，此束仅存在于中胸节段以上，它在下降中逐节交叉至对侧，间接或直接终止于前角运动细胞。

7. 皮质脑干束

上下两级神经元，皮质兴奋向下传；

经过内囊中膝处，面下舌下为越边；

上损硬瘫下损软，分为核上和下瘫。

皮质脑干束也称皮质核束或皮质延髓束，支配头面部骨骼肌。主要起于中央前回下 1/3 的锥体细胞，纤维经内囊膝下降至脑干，陆续止于脑神经躯体运动核。其中面神经核下部（支配下部面肌）和舌下神经只接受对侧皮质脑干束的支配，其余脑神经躯体运动核均接受双侧皮质脑干束的支配。

（1）锥体系的任何部位损伤都可引起其支配的骨骼肌

的随意运动障碍，出现瘫痪。由于下运动神经元受上运动神经元的控制，下运动神经元对肌肉还有营养作用并组成反射弧，故上下两级神经元受损后，瘫痪所表现的体征不同：

① 上运动神经元（如大脑皮质的躯体运动中枢、锥体束）受损伤时，引起的骨骼肌瘫痪称为中枢性瘫痪，由于下运动神经元失去了上运动神经元的控制，下运动神经元兴奋性增强可出现：腱反射亢进，肌张力增强，并出现病理反射如巴宾斯基（BABINSKI）征。

② 下运动神经元（如前角运动细胞、脑干躯体运动核、脊神经、脑神经）受损伤时，引起的骨骼肌瘫痪，称周围性瘫痪，深、浅反射均消失，肌张力减弱或消失，肌肉变软，又因肌肉失去了下运动神经元的营养作用，而萎缩明显。此种瘫痪也称弛缓性瘫或软瘫。

③ 中央前回下部皮质或皮质脑干束受损时，引起的对侧下部面肌和舌肌瘫痪，临床上称核上瘫。面神经核上瘫，其临床表现为：对侧鼻唇沟变浅或消失，发笑时病灶侧口角斜向上，但两侧额纹存在，眼睑闭合正常。舌下神经核的核上瘫表现为伸舌时舌尖偏向病灶的对侧，舌肌不萎缩。

（2）脑神经躯体运动核或脑神经受损时导致的瘫痪又称核下瘫。

① 面神经核的核下瘫表现为病灶所有面肌瘫痪，额纹消失，眼睑不能闭合，鼻唇沟变浅或消失，发笑时口角斜向病灶侧对侧。

② 舌下神经核的核下瘫表现为：伸舌时舌尖偏向病

灶侧，舌肌萎缩。

8. 上神经元损伤

肌张力升高，腱反射亢进，

现病理反射，肌萎缩不显。

锥体系的任何部位损伤都可引起其支配的骨骼肌的随意运动障碍，出现瘫痪。由于下运动神经元受上运动神经元的控制，下运动神经元对肌肉还有营养作用并组成反射弧，故上下两级神经元受损后，瘫痪所表现的体征不同。

上运动神经元（如大脑皮质的躯体运动中枢、锥体束）受损伤时，引起的骨骼肌瘫痪称为中枢性瘫痪，由于下运动神经元失去了上运动神经元的控制，下运动神经元兴奋性增强可出现：腱反射亢进，肌张力增强，并出现病理反射如巴彬斯基（Babinski）征。

9. 下神经元损伤

肌张力降低，一切反射消失，

骨骼肌瘫痪，肌肉萎缩明显。

下运动神经元（如前角运动细胞、脑干躯体运动核、脊神经、脑神经）受损伤时，引起的骨骼肌瘫痪，称周围性瘫痪，深、浅反射均消失，肌张力减弱或消失，肌肉变软，又因肌失去了下运动神经元的营养作用，肌萎缩明显。此种瘫痪也称弛缓性瘫或软瘫。

10. 颈膨大损伤

> 损伤平面下，感觉全丧失；
> 上肢周围瘫，下肢中枢瘫。

脊髓颈部膨大部位位于 $C_{4\sim8}$，T_1 脊髓节段，发出的神经前支形成臂丛，支配上肢。颈膨大损伤，损伤切面以下浅深感觉障碍，上肢软瘫，因皮质脊髓束损伤导致下肢硬瘫。

11. 胸髓横贯性损伤

> 损伤平面下，感觉有障碍；
> 下肢中枢瘫，上肢不影响。

胸髓切面损伤，损伤切面以下浅深感觉障碍，因皮质脊髓束损伤导致下肢硬瘫，而上肢未受影响。

12. 脊髓半横断损伤

> 损伤平面下，患侧中枢瘫，
> 本体觉丧失，对侧痛温失。

脊髓半横断损伤，因皮质脊髓束损伤导致损伤切面以下同侧肢体骨骼肌硬瘫（皮质脊髓束损伤），同侧本体觉障碍（薄束楔束损伤），对侧肢体浅感觉障碍（脊髓丘脑束损伤）。

13. 脑干损伤

> 患侧脑神经麻痹，对侧肢体中枢瘫。

脑干损伤，导致同侧头面部浅感觉障碍和咀嚼肌瘫痪（三叉神经损伤），同侧面瘫（面神经损伤），同侧舌肌瘫痪（舌下神经损伤），锥体束损伤导致对侧肢体硬瘫。

14. 一侧内囊受累

偏瘫，偏盲，偏感觉消失。

一侧内囊损伤，损伤了皮质脊髓束和皮质核束，导致对侧肢体偏瘫，丘脑皮质束损伤导致对侧肢体感觉障碍，视辐射损伤导致同向偏盲。

复习思考题

（1）请述感觉传导通路的三级神经元胞体位置及其交叉部位和名称。

（2）请述锥体束上下神经元的部位和损伤症状。

（3）请述瞳孔对光反射的途径，以及视神经和动眼神经损伤的症状。

（4）试述意识性本体觉传导路的途径和损伤后的症状。

（5）试述躯干和四肢的浅感觉传导路的途径和损伤后症状。

（6）试述头面部浅感觉传导路的途径和损伤后症状。

（7）箭头表示针刺合谷穴（第1、2掌骨间皮肤）产生痛觉的传导路。

（8）试述针刺四白穴（眶下孔处皮肤）产生痛觉的传导路。

（9）详述视觉传导路。

（10）分别简述面神经、舌下神经核上瘫和核下瘫临床表现。

（11）简述锥体外系的组成及功能。

（12）名词解释：感觉传导路、运动传导路、锥体系、锥体外系。

第五节　自主神经系统

导学

（1）掌握内脏神经的概念，交感中枢和副交感中枢的部位。

（2）熟悉白交通支和灰交通支的概念，交感神和副交感神经节名称和位置。

（3）了解交感和副交感神经的分布。内脏感觉神经的特点和牵涉性痛。

1. 概述

内脏运动去内脏，心血管腺它亦管；

可分交感副交感，两者功能有异同。

自主神经系统又称内脏神经系统或植物性神经系统，是神经系统的一个组成部分，主要分布到内脏、心血管和腺体。它们的中枢部也在脑和脊髓内，周围部包括内脏运动（传出）纤维和内脏感觉（传入）纤维，分别构成内脏运动神经和内脏感觉神经。

内脏运动神经分为交感神经和副交感神经，分布到内脏、心血管和腺体，管理平滑肌、心肌和腺体的分泌。大部分内脏接受交感和副交感神经的双重支配，二者功能拮抗。

2. 内脏运动神经和躯体运动神经比较

> 躯体直达骨骼肌，内脏支配需二元，
> 躯体以干形式走，内脏缠绕血管布，
> 中枢都在脑脊髓，内脏交副交感分，
> 躯体随意内脏不，躯内区别要记清。

内脏运动神经和躯体运动神经比较，在形态结构和生理功能上有下列差别：

（1）效应器不同 躯体运动神经支配骨骼肌、管理随意运动；内脏运动神经支配平滑肌、心肌和腺体，管理不随意运动。

（2）神经元数目不同 躯体运动神经自脑干和脊髓的中枢发出后直达骨骼肌，不换神经元，而内脏运动神经自脑干和脊髓的中枢发出后，要在周围的内脏神经节交换神经元，再由节内神经元发出纤维到达效应器，因此内脏运动神经从脑干和脊髓的中枢到支配的器官需两个神经元。第一个神经元为节前神经元，其细胞体在中枢内，它发出的轴突称为节前纤维；第二个神经元为节后神经元，其细胞体在内脏神经节，它发出的轴突称为节后纤维。

（3）走行和分布形式不同 躯体运动神经以神经干的

形式分布，而内脏运动神经分布途中则常攀附于脏器血管的表面形成丛，由丛再发出分支至器官。

（4）与意识支配的关系不同　在功能上，躯体运动神经受意志支配，而内脏运动神经在一定程度上不受意志的直接控制。

（5）纤维成分不同　躯体运动神经只有一种纤维成分，即躯体运动纤维，而内脏运动神经有两种纤维成分，分别称为交感神经和副交感神经。多数器官同时接受交感及副交感神经的双重支配。

3. 交感部

胸一到腰三，交感在中间，

椎旁椎前节，交通灰白分。

缠绕动脉走，几乎到全身。

【中枢部】交感神经的低级中枢位于脊髓 T1～L3 节段的侧角内。节前纤维即侧角细胞发出的轴突。

【周围部】包括交感神经节以及进出节的节前和节后纤维等。交感神经节为交感神经节后神经元细胞体所在处。主要有交感干神经节、腹腔神经节、主动脉肾节和肠系膜上、下神经节等。按其位置，交感干神经节为椎旁节，其他属椎前节。

【交通支】交感干神经节借交通支与相应的脊神经相连。交通支分为白交通支和灰交通支。白交通支是脊髓侧角细胞发出的节前纤维离开脊神经进入交感干神经节的通路。脊髓侧角细胞发出的节前纤维经脊神经前根、脊神经，再经白交通支入交感干神经节。①白交通支：只见于全部胸神经和上 3 对腰神经与交感干之间。因纤维有髓鞘，故呈白色。②灰交通支：是交感干神经节发出的节后纤维进入脊神经的通路，存在于全部交感干神经节与全部脊神经之间。因纤维无髓鞘，故呈灰色。

【交感神经节前纤维和节后纤维的去向】交感神经节前纤维自侧角发出，经前根、脊神经、白交通支进入交感干神经节后有三种去向：①终止于相应的交感干神经节；②在交感干内上升或下降，然后终止于上方或下方的交感干神经节；③穿经交感干神经节，终于椎前节。

由交感干神经节发出的节后纤维也有三种去向：①经灰交通支返回脊神经，随脊神经分布至躯干和四肢的血管、汗腺和立毛肌等。31 对脊神经与交感干之间都有灰交通支联系，故脊神经分支内一般都含有交感神经的节后纤维。②攀附动脉形成神经丛，并随动脉及其分支到达所支配的器官。③由交感干神经节直接发支，分布到所支配的器官。

自椎前节发出的节后纤维主要是形成神经丛攀附动脉分布到腹盆腔器官。

4. 副交感部

> 脑干和骶髓，上下副交感，
> 副节靠器官，节前长后短。

【中枢部】副交感神经的低级中枢在脑干副交感神经核和 $S_{2\sim4}$ 节段中间带的副交感核。

【周围部】包括副交感神经节和进出于节的节前和节后纤维。副交感神经节位于器官的近旁或器官壁内，因而有器官旁节和器官内节之称。

【颅部副交感神经】

（1）随动眼神经走行的副交感节前纤维起自中脑的动眼神经副核，随动眼神经进入眶腔，至睫状神经节换神经元，其节后纤维穿入眼球壁，分布于瞳孔括约肌和睫状肌。

（2）随迷走神经走行的副交感节前纤维起自延髓迷走神经背核，随迷走神经分支到胸、腹腔器官内节或器官旁节换神经元，节后纤维随即分布于胸、腹腔脏器（除结肠左曲以下的消化管）。

【骶部副交感神经】骶部副交感节前纤维起自 $S_{2\sim4}$ 节段中间带的副交感核，随骶神经前根、前支出骶前孔至盆腔，然后离开骶神经前支，组成盆内脏神经参加盆丛，随盆丛分支到降结肠、乙状结肠和盆腔脏器，在器官旁节或器官内节换神经元。节后纤维支配这些器官的平滑肌和腺体。

复习思考题

（1）请述躯体运动与内脏运动的区别。

（2）请述交感、副交感神经中枢及交感神经节的名称和位置。

（3）比较交感神经和副交感神经。

（4）试述管理瞳孔开大和瞳孔括约肌的内脏运动神

（包括性质、来源及途径，以→示之）。

（5）试述管理心肌的内脏运动神经（包括性质、来源及途径）。

（6）试述管理胃和小肠的交感神经（包括来源及途径）。

（7）试述管理降结肠和乙状结肠的内脏运动神经（包括性质、来源及途径）。

（8）名词解释：颈胸神经节、白交通支、灰交通支、内脏大神经、腹腔丛。

第六节 脑和脊髓的被膜

导学

（1）掌握脑和脊髓的被膜，硬膜外隙、蛛网膜下隙的概念，脑室的名称、位置，脑脊液的产生及循环途径。

（2）熟悉硬脑膜窦、蛛网膜粒、脉络丛的结构和功能。

（3）了解腰椎穿刺的位置、进针层次。

1. 脑室和脑脊液，脑和脊髓的被膜

> 脑脊被膜硬蛛软，硬膜外隙邻椎管，
> 脊神经根穿其间，硬膜外麻根阻断，
> 蛛膜下隙脑脊液，室来窦去液循环。

【脊髓的被膜】

（1）硬脊膜呈管状包被脊髓。其上端附着于枕骨大孔周缘，与硬脑膜相续。下部在第二骶椎平面以下变细，包

裹终丝，末端附于尾骨（见图10-12）。

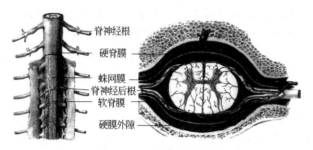

图 10-12　脊髓及其被膜

硬脊膜与椎管内面的骨膜之间有硬膜外隙，内含静脉丛、淋巴管、疏松结缔组织和脂肪。脊神经根通过此腔。硬膜外隙向上不与颅内相通，略呈负压，临床上的硬膜外麻醉就是将药物注入此隙，以阻滞脊神经的传导。

硬膜外麻醉的途径：

皮肤→皮下组织→深筋膜→棘上韧带→棘间韧带→黄韧带→椎管内面的骨膜→硬膜外隙。

（2）脊髓蛛网膜向上移行于脑蛛网膜。脊髓蛛网膜下隙自脊髓下端至第2骶椎水平特别宽阔，称为终池，池内有马尾和终丝。临床上常在此处作腰椎穿刺，抽取脑脊液或注入药物（见图10-12）。

（3）软脊膜紧贴于脊髓表面并伸入脊髓的沟裂内（见图10-12）。

【脑的被膜】

（1）硬脑膜由两层膜紧密结合而成，其外层相当于颅骨内骨膜。硬脑膜与颅盖骨连接疏松，此处骨折出血时易形成硬膜外血肿。硬脑膜与颅底则紧密结合，颅底骨折时硬脑膜与蛛网膜易同时损伤。内层有的地方离开外层褶叠成板状突起，伸入脑的裂隙中，伸入大脑两半球之间的突起呈矢状位，形如镰刀状，称为大脑镰。伸入大、小脑之间的突起呈水平位，称为小脑幕，小脑幕前缘游离呈弧形缺口称幕切迹，幕切迹与斜坡之间有中脑通过，当颅内压升高时，位于幕切迹上方的海马旁回和钩可被挤入小脑幕切迹内，形成小脑幕切迹疝，压迫动眼神经和大脑脚，产生瞳孔散大，肢体瘫痪等症状。

（2）脑蛛网膜　脑蛛网膜下隙内有许多小纤维束，呈网状连接着蛛网膜与软脑膜。在有的地方蛛网膜下隙扩大，称为蛛网膜下池。其中最宽阔者为小脑延髓池：位于小脑与延髓之间。临床上可在此处抽取脑脊液。脑蛛网膜在上矢状窦两旁，形成许多颗粒状小突起，突入上矢状窦内，称为蛛网膜粒，蛛网膜下隙内的脑脊液经过蛛网膜粒渗入上矢状窦内。

（3）软脑膜在脑室的一定部位，软脑膜上的血管形成毛细血管丛，与室管膜上皮（脑室壁上的上皮）共同突向脑室，形成脉络丛，脑脊液由此产生。

2. 硬脑膜窦

上矢下矢直窦汇，横窦乙窦接颈内。

硬脑膜窦在某些部位硬脑膜内、外两层分开，在分离处形成腔道，内面衬有内皮细胞，含静脉血，窦壁无平滑肌，故无收缩性，因此，硬脑膜窦损伤时出血较多。主要的有矢状窦、横窦、乙状窦、窦汇（见图 10-13）。硬脑膜窦通过颈静脉可与颅外静脉相交通，故颅外皮肤感染也可借此通路蔓延至颅内。

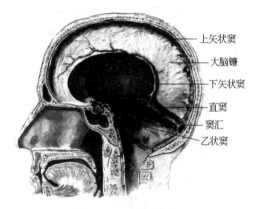

图 10-13　硬脑膜窦

3. 脑室和脑脊液

脉络丛生脑脊液，侧三四室入下隙，

蛛膜下隙环脑脊，借蛛膜粒回上矢。

（1）脑室是脑中的腔隙，其内壁衬以室管膜上皮，包括侧脑室、第三脑室和第四脑室，脑室内含有脑脊液，每个脑室均有脉络丛。

（2）脑脊液自脉络丛产生，约 95％ 是由侧脑室脉络丛产生。脑脊液是无色透明的液体，充满于脑和脊髓周围的蛛网膜下隙中，有保护脑和脊髓免受外力振荡的作用，并维持颅内压。此外，脑脊液还可供给脑和脊髓的营养物质和运走其代谢产物。

脑脊液的循环途经：左右侧脑室脉络丛产生的脑脊液→室间孔→第三脑室（与第三脑室脉络丛产生的脑脊液一起）→中脑水管→第四脑室（与第四脑室脉络丛产生的脑脊液一起）→第四脑室正中孔和两外侧孔→蛛网膜下腔→蛛网膜粒→硬脑膜窦（见图10-14）。

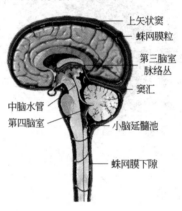

图 10-14　脑脊液循环模式

复习思考题

（1）名词解释：硬膜外隙，硬脑膜窦，蛛网膜粒，脉络丛，蛛网膜下隙。

（2）脑脊液的产生和循环途径。

（3）箭头表示腰椎穿刺至终池所经过的结构。

（4）小脑幕切迹疝患者常见损伤侧瞳孔散大、眼球运动障碍、眼睑下垂及对侧面下部表情肌、舌肌、上下肢瘫痪等体征。试用解剖学知识，说明损伤了哪些结构？为什么？

（5）主要硬脑膜窦的名称、位置、汇流和临床意义如何？

第七节　脑和脊髓的血管

导学

（1）掌握脑动脉的来源、名称和主要分支分布。

（2）熟悉大脑动脉环的概念、组成及功能。

（3）了解脊髓动脉来源。

1. 脑的动脉

> 颈内来到球间前，入颅发支眼动脉
>
> 大脑前中后交通，参与动脉环组成。
>
> 椎动脉入枕大孔，基底动脉它合成；
>
> 再发大脑后动脉，供血小干后球间。

（1）颈内动脉起自颈总动脉，经颈动脉管入颅腔，颈内动脉主要分支为大脑前动脉、大脑中动脉、后交通动脉，颈内动脉供应大脑半球的前 2/3 及间脑的前部。

（2）椎动脉起自锁骨下动脉，穿第 6 至第 1 颈椎横突孔，经枕骨大孔入颅腔，行于延髓腹侧，在脑桥下缘，左右椎动脉合成 1 条基底动脉。基底动脉沿脑桥基底沟上行至脑桥上缘。分为两条大脑后动脉。供应大脑半球的后

1/3，间脑后部、脑干和小脑。

2. 大脑动脉环

> 大脑动脉前与后，交通动脉前与后，
> 再加颈内总共九，环绕叉斗和乳头。

又称 willis 环，由前交通动脉、两侧大脑前动脉起始段、两侧颈内动脉末端、两侧后交通动脉和两侧大脑后动脉起始段在颅底中央形成的动脉环路（见图10-15）。此环使颈内动脉与椎—基底动脉沟通，当某一动脉血流减少或阻塞时，血液可经此环重新分配，得到一定的代偿。

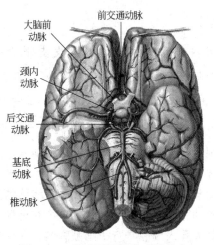

前交通动脉
大脑前动脉
颈内动脉
后交通动脉
基底动脉
椎动脉

图 10-15　脑底面示脑的动脉分支

3. 脊髓的动脉

脊髓动脉分前后，节段动脉来补充。

脊髓的动脉血液供应有两个来源：一为脊髓前动脉和脊髓后动脉，另为来自一些节段性动脉（肋间后动脉和腰动脉等）的脊髓支。

脊髓前动脉和脊髓后动脉均发自椎动脉。脊髓前动脉沿前正中裂下行至脊髓末端。脊髓后动脉为左右两条，各沿脊髓后外侧沟下行。有时两侧脊髓后动脉下降到颈髓中部再合成一纵干下行至脊髓末端。

脊髓前、后动脉在下行的进程中，有来自肋间后动脉和腰动脉的脊髓支补充，下行直至脊髓圆锥。

复习思考题

（1）脑的动脉来源有哪些？各有哪些分支？

（2）大脑动脉环是如何组成的？有何功能？

（3）脊髓动脉来源有哪些？

附录　模拟试题

一、A 型题（每题 1 分，共 30 分）

1. 下列关于肩胛骨的叙述，错误的是（　　）

A. 是三角形扁骨

B. 位于胸廓后方第 2～7 肋骨之间

C. 后面有一横列的肩胛冈

D. 肩胛冈外侧角形成关节盂

E. 上缘的外侧部有一突起为喙突

2. 下列关于肋的叙述，正确的是（　　）

A. 由肋骨和肋软骨构成

B. 肋骨为长骨

C. 肋头与横突肋凹形成关节

D. 肋软骨与胸骨全为间接连结

E. 以上均非

3. 下列关于骨构造的叙述，正确的是（　　）

A. 只有长骨有密质和松质

B. 胎儿时的红骨髓至成年时都变为黄骨髓

C. 除关节面外，骨膜包裹整个骨面

D. 骨膜只有营养骨质作用

E. 以上均非

4. 下列关于鼻旁窦开口的叙述，错误的是（　　）

A. 额窦开口于中鼻道

B. 筛窦后小房开口于上鼻道

C. 蝶窦开口于上鼻甲后上方

D. 上颌窦开口于上鼻道

E. 筛窦前、中小房开口于中鼻道

5. 人体可以互相垂直的三种切面是 （　　　　）

A. 矢状面、冠状面和额状面

B. 矢状面、水平面和横切面

C. 矢状面、冠状面和水平面

D. 水平面、横切面和冠状面

E. 以上均非

6. 下列关于肩关节的叙述，正确的是 （　　　　）

A. 囊内有肱二头肌长头腱通过

B. 可以做除环转外的任何方向的运动

C. 腔内有半月板

D. 关节盂周缘无关节唇

E. 以上均非

7. 下列关于背阔肌的叙述，正确的是 （　　　　）

A. 位于背后下部深层

B. 起于骶骨内面

C. 可使肱骨外展

D. 止于大结节下方

E. 以上均非

8. 下列关于胃的叙述，正确的是 （　　　　）

A. 起始部与咽直接相连

B. 大部分位于右季肋区

C. 前壁全部被肝和肋弓掩盖

D. 幽门括约肌为平滑肌

E. 幽门管左侧膨大部分为胃底

9. 不具有系膜的是 （　　　）

A. 回肠

B. 横结肠

C. 阑尾

D. 乙状结肠

E. 直肠

10. 下列关于气管的叙述，正确的是 （　　　）

A. 后面与脊柱相贴

B. 上端与环状软骨相连

C. 下端与食管相连

D. 由完整的软骨环组成

E. 临床气管切开常在5、6气管软骨处

11. 下列关于胸膜腔的叙述，正确的是 （　　　）

A. 内含空气

B. 左、右各有一个

C. 有支气管开口

D. 与心包腔连通

E. 以上均非

12. 下列关于肾的叙述，正确的是 （　　　）

A. 位于腹膜腔内

B. 右肾上端平第11胸椎下缘

C. 右肾较左肾约高半个椎体

D. 第12肋斜过左肾后面中部

E. 竖脊肌内侧缘与第12肋之间的部位为肾区

13. 下列关于输尿管的叙述，正确的是 （　　　）

A. 由肾大盏汇合而成

B. 直接开口于尿道

C. 右侧跨过右髂内动脉起始部的前方

D. 左侧跨过左髂总动脉末端的前方

E. 全长有两个狭窄

14. 下列关于睾丸的叙述，错误的是（　　　　）

A. 为男性生殖腺

B. 位于阴囊内

C. 后缘有附睾紧贴

D. 表面光滑

E. 只有产生精子的作用

15. 下列关于输卵管的叙述，正确的是（　　　　）

A. 位于卵巢的两侧

B. 卵子通常在壶腹部受精

C. 峡部短而宽

D. 子宫部有子宫口通阴道

E. 有输送女性激素的功能

16. 走在上肢前面桡侧的浅静脉是（　　　　）

A. 桡静脉

B. 贵要静脉

C. 肘正中静脉

D. 尺静脉

E. 头静脉

17. 关于窦房结的叙述，正确的是（　　　　）

A. 由平滑肌纤维构成

B. 位于心内膜深面

C. 与房室结无联系

D. 为心的正常起搏点

E. 以上都不对

18. 颈动脉小球有（　　　）

A. 浅感觉感受器

B. 本体觉感受器

C. 化学感受器

D. 压力感受器

E. 以上都不对

19. 关于腹壁下动脉的叙述，正确的是（　　　）

A. 是髂总动脉的分支

B. 是髂内动脉的分支

C. 与腹壁上动脉不吻合

D. 是髂外动脉的分支

E. 以上都不对

20. 下腔静脉的错误内容是（　　　）

A. 人体最大的静脉

B. 由左、右髂总静脉汇合而成

C. 肝静脉经肝门注入下腔静脉

D. 穿过膈的腔静脉裂孔

E. 最后注入右心房

21. 下列关于胸导管的叙述，错误的是（　　　）

A. 是最粗最大淋巴管

B. 起于乳糜池

C. 经食管裂孔进入胸腔

D. 在胸部先走在奇静脉与主动脉胸部之间

E. 最后注入左静脉角

22. 下列关于脾的叙述，错误的是 （　　　）

A. 位于左季肋区

B. 长轴与左第 10 肋一致

C. 正常时可在肋弓下触及

D. 前缘有 2～3 个脾切迹

E. 脏面中央有脾门

23. 下列关于黄斑的叙述，正确的是 （　　　）

A. 黄斑位于视神经盘的鼻侧

B. 黄斑位于视神经盘的颞侧

C. 黄斑位于视神经盘的上侧

D. 黄斑位于视神经盘的下侧

E. 以上均非

24. 下列关于垂体的叙述，错误的是 （　　　）

A. 为单个腺体

B. 位于垂体窝内

C. 借漏斗连于脚间窝

D. 前叶属于腺垂体

E. 后叶属于神经垂体

25. 下列有关终丝的叙述，正确的是 （　　　）

A. 为脊神经根丝

B. 止于尾骨后面的骨膜

C. 由神经纤维构成

D. 属于马尾的成分

E. 以上都不是

26. 下列关于脊髓侧角的叙述，正确的是 （　　　）

A. 位于脊髓全长

B. 侧角细胞的轴突经 31 对脊神经前根出脊髓

C. 第 1、2 胸节侧角细胞与瞳孔开大功能有关

D. 第 1～4 胸节侧角细胞与小肠运动功能有关

E. 为副交感神经元

27. 一侧脊髓丘脑束的纤维来自于 （　　　）

A. 对侧薄束核及楔束核

B. 同侧薄束核及楔束核

C. 对侧后角细胞

D. 同侧后角细胞

E. 以上都不是

28. 疑核支配的肌是 （　　　）

A. 眼球外肌

B. 喉肌

C. 舌肌

D. 表情肌

E. 咀嚼肌

29. 下列关于头面部感觉中枢的叙述，最正确的是
（　　　）

A. 位于中央后回及中央旁小叶后部

B. 位于中央后回下部及中央旁小叶后部

C. 位于中央后回下部，管理同侧头面部感觉

D. 位于中央后回下部，接受同侧丘脑发出的纤维

E. 位于中央后回上部

30. 下列关于形成大脑动脉环的动脉的叙述，最正确的
是 （　　　）

A. 大脑前动脉、大脑后动脉、后交通动脉、颈内动脉、前交通动脉

B. 椎动脉、大脑后动脉、后交通动脉、大脑前动脉、前交通动脉

C. 大脑后动脉、基底动脉、大脑前动脉、前交通动脉、后交通动脉

D. 大脑后动脉、大脑前动脉、前交通动脉、后交通动脉、大脑中动脉

E. 以上都不对

二、B 型题（每题 1 分，共 20 分）

A. 第 2 肋

B. 第 7 肋

C. 第 2 胸椎棘突

D. 第 4 腰椎棘突

E. 第 6 颈椎体下缘

31. 胸骨角平对的是（　　　）

32. 肩胛骨下角平对的是（　　　）

A. 三角肌

B. 肱三头肌

C. 颞肌

D. 胸锁乳突肌

E. 颊肌

33. 属于咀嚼肌的是（　　　）

34. 属于肩肌的是（　　　）

A. 腭扁桃体

B. 腭舌弓

C. 轮廓乳头

D. 舌下襞

E. 舌下阜

35. 属于淋巴器官的结构是（　　）

36. 参加咽峡组成的结构是（　　）

A. 第 6 肋

B. 第 8 肋

C. 第 10 肋

D. 第 11 肋

E. 第 12 肋

37. 肺下缘在腋中线平（　　）

38. 胸膜下界在肩胛线平（　　）

A. 精索

B. 精囊腺

C. 睾丸

D. 附睾

E. 前列腺

39. 有贮存精子功能的器官是（　　）

40. 能产生精子的器官是（　　）

A. 尿生殖膈

B. 阴道穹

C. 盆膈

D. 坐骨直肠窝

E. 尿道膜部

41. 尿道穿过的结构是（　　）

42. 直肠穿过的结构是（　　）

A. 前庭窗

B. 椭圆囊斑

C. 鼓膜

D. 螺旋器

E. 蜗窗

43. 听觉感受器是（　　）

44. 位置觉感受器是（　　）

A. 腋神经支配

B. 桡神经支配

C. 股神经支配

D. 副神经支配

E. 面神经支配

45. 股四头肌受（　　）

46. 口轮匝肌受（　　）

A. 颈静脉孔

B. 茎乳孔

C. 卵圆孔

D. 外耳门

E. 筛孔

47. 面神经通过的是（　　）

48. 下颌神经通过的是（　　）

A. 颈外侧浅淋巴结

B. 腋淋巴结

C. 腰淋巴结

D. 颈外侧深淋巴结

E. 腹股沟浅淋巴结

49. 上肢胸壁和乳房的浅淋巴管注入（　　　　）

50. 沿颈外静脉排列的是（　　　　）

三、填空题（每题 1 分，共 10 分）

1. 颅骨之间的连结除直接连结外还有（　　　　　　）关节。

2. 除主动脉外，还有（　　　　　　）也通过膈的主动脉裂孔。

3. 食管的第三个狭窄距中切牙约（　　　　）cm。

4. 胸膜下界于锁骨中线上与第（　　　　　　）肋相交。

5. 男尿道中最短，管腔最窄的一段为（　　　　　　）部。

6. （　　　　　　）软骨是喉和气管中唯一完整的软骨环。

7. 在外耳门前可摸到的 A 搏动是（　　　　　　）动脉。

8. 肠系膜上淋巴结输出管参与合成（　　　　　　）后者注入乳糜池。

9. 基底膜上有（　　　　　　），为听觉感受器。

10. 某胸椎骨折患者剑突以下皮肤感觉丧失，脊髓损伤最大可能是在（　　　　　　）节段。

四、名词解释（每题 2 分，共 10 分）

1. 翼点

2. 肝门

3. 希氏（HIS）束

4. 前庭器

5. 白质前连合

五、简答题（每题6分，共30分）

1. 腹股沟管位于何处？其内、外口的名称和位置如何？腹股沟管内容物是什么？

2. 胆汁产生和贮存于何器官？胆汁经何路径排至十二指肠？

3. 尿液产生和贮存于何器官？尿液自乳头孔排出后经何路径排出体外？

4. 大隐V内血栓脱落造成肺栓塞，问此栓塞形成的途径（箭头示之）？

5. 小脑幕切迹疝患者常见患侧瞳孔散大、眼球运动障碍、眼睑下垂及对侧面下部表情肌、舌肌、上下肢瘫痪等体征。试用解剖学知识，说明损伤了哪些结构？为什么？

模拟试题答案

一、A 型题

1. D；2. A；3. C；4. D；5. C；6. A；7. E；8. D；
9. E；10. B；11. B；12. D；13. D；14. E；15. B；16. E；
17. D；18. C；19. D；20. C；21. C；22. C；23. B；
24. C；25. B；26. C；27. C；28. B；29. D；30. A。

二、B 型题

31. A；32. B；33. C；34. D；35. A；36. B；37. B；
38. C；39. D；40. C；41. A；42. C；43. D；44. B；
45. C；46. E；47. B；48. C；49. B；50. A。

三、填空题

1. 颞下颌（下颌）

2. 胸导管

3. 40

4. 8

5. 尿道膜部

6. 环状

7. 颞浅 A

8. 肠干

9. 螺旋器

10. 第 6 胸节段

四、名词解释

1. 额、顶、颞和蝶四骨会合处，此处骨质较薄弱，其内面有脑膜中动脉前支通过，翼点处内折时易伤及此动脉。

2. 位于肝下面，连接左、右纵沟的横沟即肝门，有门静脉，肝固有动脉，肝左、右管淋巴管和神经出入。

3. 即房室束为心的传导束，从房室结发出后入室间隔，在室间隔的上部分为左、右束支，分别沿室间隔左、右侧心内膜深面下行到左、右心室。

4. 即位觉感受器，包括椭囊斑，球囊斑和三个壶腹嵴。

5. 灰质连合与前正中裂之间的白质，由左、右交叉纤维组成。

五、简答题

1. 位置：腹股沟韧带内侧半上方。口：外口：腹股沟管浅环（皮下环）耻结节外上方内口：腹股沟管深环（腹环）腹股沟韧带中点上方 1.5cm。通过结构：男性：精索；女性：子宫圆韧带

2. 产生：肝

贮存：胆囊

排出：肝→肝左、右管→肝总管

胆囊

不进餐 ↑ ↓ 进餐

胆总管

↓

十二指肠

3. 产生于：肾

贮存于：膀胱

排出途径；肾乳头，肾小盏、肾大盏、肾盂、输尿管、膀胱、尿道

4. 大隐 V→股 V→髂外 V→髂总 V→下腔 V→右心房→右心室→肺 A→肺

5. 压迫动眼 N 和大脑脚。动眼神经损伤出现瞳孔散大，眼球运动障碍（外斜视）及眼睑下垂。因为动眼 N 支配眼球外肌。大脑脚内通过锥体束，即皮质脑干束、皮质脊髓束，受压后出现对侧面下部肌、舌肌（表现为面 N 核上瘫及舌下 N 核上瘫）及上下肢肌瘫痪等偏瘫（硬瘫）症状。